Reinhold Gerling

HYPNOTISCHE UNTERRICHTSBRIEFE

zur Einführung in die Praxis des Hypnotismus, nebst Anleitung zur Abhaltung eines Experimental - Vortrages über Hypnose und Suggestion
Mit einem Anhang über
Autohypnose und Wachsuggestion

MIT 21 ILLUSTRATIONEN

Oldtimertools-Verlag Diekholzen
Reprint der Auflage von 1921

Softcover: ISBN 978-3-98979-024-7

2024er Reprint der Auflage von 1921

Titel: Hypnotische Unterrichtsbriefe
Untertilel: zur Einführung in die Praxis des Hypnotismus, nebst Anleitung zur Abhaltung eines Experimental - Vortrages über Hypnose und Suggestion Mit einem Anhang überAutohypnose und Wachsuggestion

Text: Reinhold Gerling

Verlag: Oldtimertools-Verlag,
Im Winkel 24,
31199 Diekholzen
www.oldtimertools-verlag.de

Kontakt: vertrieb@oldtimertools-verlag.de

Druck: CPI Druckdienstleistungen GmbH,
Ferdinand-Jühlke-Straße 7, 99095 Erfurt

Vorwort zum Reprint

Liebe Leser und Freunde vergangener Wissensschätze,

Wir haben es uns zur herzlichen Aufgabe gemacht, die bibliophilen Juwelen der Vergangenheit für Sie erneut zugänglich zu machen. In einer Zeit, wo rasante Fortschritte und die Flut von Neuem oft das Alte in den Schatten stellen, sehen wir einen unermesslichen Wert darin, das reiche Erbe unserer Vorfahren zu bewahren und zu teilen. Durch den Reprint dieser Werke, begeben wir uns auf eine spannende Reise durch die Zeit, um die Wurzeln unseres Wissens und unserer Kultur erneut zu erforschen.

Der Prozess der Wiederbelebung dieser alten Werke ist sowohl eine Herausforderung als auch ein Privileg. Wir bemühen uns, die alte Schrift von Fraktur in die heute gebräuchliche Form zu übertragen, um Ihnen eine angenehme Leseerfahrung zu ermöglichen. Die sorgfältige Aufbereitung jedes Reprints ist ein liebevolles Unterfangen, das darauf abzielt, die Authentizität und den Charakter des Originals zu erhalten.

Mit diesen Reprints wollen wir eine Brücke zwischen der Vergangenheit und der Gegenwart schlagen. Sie ermöglichen uns, die Evolution von Ideen und das Fortschreiten von Wissen zu erkunden. In den Seiten dieser Werke finden wir die Saat der Ideen, die die Basis für unsere heutige Welt gebildet haben.

Die Themen, die in diesen Reprints behandelt werden, sind vielfältig und spiegeln die Neugier und die breite Palette des menschlichen Interesses wider. Von den Naturwissenschaften bis zur Philosophie, von der Kunst bis zur Technik, diese wiederbelebten Werke bieten eine reiche Quelle des Wissens und der Inspiration.

Aus wissenschaftlicher und dokumentarischer Verantwortung heraus, haben wir die Texte in ihrer ursprünglichen

Form belassen. Auch wenn manche Ansichten und Ausdrucksweisen heute überholt oder kontrovers erscheinen mögen, glauben wir fest daran, dass es von unschätzbarem Wert ist, die Gedanken und die Sprache der Vergangenheit in ihrem authentischen Kontext zu erleben.

Jeder Reprint ist eine Einladung, die Welt durch die Augen vergangener Generationen zu betrachten, ihre Herausforderungen, ihre Entdeckungen und ihre Träume zu verstehen. Es ist eine Gelegenheit, einen Moment innezuhalten und die tiefe Verbindung zwischen der Vergangenheit, der Gegenwart und der Zukunft zu erkennen.

Wir hoffen, dass Sie durch die Seiten unserer neuen Reprints nicht nur Wissen, sondern auch Inspiration und eine tiefere Wertschätzung für das Erbe unserer Vorfahren finden werden. Es ist eine Ehre, diese Reise durch die Zeit mit Ihnen zu teilen und wir wünschen Ihnen viele erkenntnisreiche und bereichernde Stunden mit den Schätzen, die in diesen Reprints geborgen sind.

Ihr Michael Kirchgässler und

Ihr Team vom Oldtimertools-Verlag

Lieber Leser!

Lieber Leser!

Das vorliegende Buch ist lange nach seinem Erscheinen stark angegriffen worden. Einige Ärzte machten ihrem Ärger darüber Luft, daß mehr als 100.000 Exemplare meiner Schriften über Hypnose und Suggestion ins Volk gedrungen sind. Hätte man mein Buch getadelt, seinen Inhalt kritisiert, so wäre dagegen kaum etwas einzuwenden. Aber man hat das Erscheinen des Buches und den Umstand, daß es dem Laientum zu tiefe Einblicke in den ärztlichen Wirkungskreis gibt, verurteilt. Daß dabei mit unfeinen Mitteln gearbeitet werden mußte, ist charakteristisch. So hat ein Karlsruher Arzt unter dem Schutze eines Pseudonyms im Blatte „Der Tag“ Stellen aus meinem Buche falsch zitiert, bzw. in entstellter Form wiedergegeben, nur um meine Arbeit herabzusetzen. Ein Berliner Arzt, der selbst seit kurzer Zeit hypnotisiert und bessere Honorare als Erfolge erzielt, hat seinem Ärger über die Aufklärung des Laienpublikums in wüsten Schimpfereien Lust gemacht, die seinem Ansehen, nicht meinem Buche schadeten. Ich bin an solche Liebenswürdigkeiten meiner ärztlichen Gegner nach und nach gewöhnt worden. Einerseits habe ich mir ihren Zorn zugezogen durch Aufdeckung mancher Ungeschicklichkeiten und durch den Nachweis der Unzulänglichkeit ihrer Technik, andererseits habe ich ihnen genützt durch meine Propaganda für den Hypnotismus und die Suggestion. Ich schuf ihnen durch meine Schriften und zahllose Vorträge ein Publikum, das der Suggestionsbehandlung Vertrauen entgegenbringt. Beides — das Gefühl der Rache, wie das der Dankbarkeit — macht kleine Seelen zu unversöhnlichen Feinden. —

Verschiedene Fehler der früheren Auflagen habe ich bei der Umarbeitung beseitigt.

Mein Buch dient lediglich der Verbreitung des Hypnotismus und der Suggestionslehre, die ich für wichtige Heil- und Erziehungsmittel halte. Es soll nicht die wilde Kurpfuscherei fördern helfen. Bei Erkrankungen, deren Wesen und Ursachen der Laie nicht zu erkennen vermag, soll die Behandlung dem sachverständigen, mit der Materie vertrauten Arzt vorbehalten bleiben. Bei Erziehungsfehlern kann indessen der gebildete Laie unbedenklich selbst eingreifen.

Das vorliegende Buch bietet Jedem hinreichende Gelegenheit, das Hypnotisieren zu erlernen und — bei einigem rednerischem Talent — einen hypnotischen Experimental-Vortrag zu halten.

Ich habe hier nicht nur eigene Erfahrungen niedergelegt, sondern auch Arbeiten anderer Autoren mit verwendet, soweit dieselben sich mit meinen Anschauungen decken und mein Eigentum geworden sind. Ein für Erziehung und Heilkunde ebenso wie für die Erkenntnis des Seelenlebens so überaus wichtiger Faktor wie die Suggestion in der Hypnose muß vielseitig erforscht werden. Je mehr die gemachten Erfahrungen vieler Experimentatoren übereinstimmen, umso sicherer wird der Anfänger, diese Erfahrungen berücksichtigend, an der Hand eines solchen Werkes sich ausbilden und zur Meisterschaft gelangen können.

Gefahren der Hypnose sind bis jetzt noch nicht nachgewiesen worden, trotz aller Behauptungen voreingenommener Gegner. Mißbrauch aber wird umso mehr ausgeschlossen sein, wenn das Wesen der Hypnose und Suggestion weitesten Kreisen bekannt ist.

Diesem letzteren Zwecke dienen auch die Unterrichtsbriefe. Wer das Wesen der Suggestion kennt, besitzt den Schlüssel zur Erkenntnis menschlicher Wesenheit.

Reinh. Gerling.

Vorwort zur XI. Auflage.

Auf Wunsch des Verlages habe ich dem vorliegenden Leitfaden noch einen Brief über Wachsuggestion und Autohypnose angefügt, obwohl ich letztere für ziemlich unwichtig halte. Merkwürdigerweise aber wird Anleitung über Selbsthypnose nicht nur vielfach verlangt, sondern von einzelnen Autoren auch in übertriebener Weise geboten. Allerdings zum Schaden der Leser, die sich in ihren Erwartungen meist getäuscht sehen werden. Ich beabsichtige lediglich, die von Spekulanten hervorgerufenen, hochgespannten Erwartungen auf das richtige Maß zurückzuführen. Der übrige Inhalt des Lehrganges konnte umso mehr unverändert bleiben, als sich hinsichtlich der Technik Neues kaum sagen läßt und jeder Hypnotiseur durch eigne Erfahrung und Übung zur Meisterschaft gelangen muß. Ein Lehrgang kann nur als Grundlage dienen und den aufmerksamen Schüler vor unangenehmen Erfahrungen bewahren. Diesen Zweck hat er nach den übereinstimmenden Berichten vieler hundert Leser erfüllt.

Oranienburg, März 1921. **Reinh. Gerling.**

Erklärung fachtechnischer Ausdrücke
und unvermeidlicher Fremdwörter.

Agens -- wirkende Kraft.

Alveole --- Zahnfach, Ausbuchtung, in der der Zahn sitzt.

Animismus --- Erklärung der (Leibes-) Verrichtungen aus der Seele- von anima --- Seele.

Anomalie -- Abweichung, Regelwidrigkeit.

Assoziation -- Verbindung, Zusammenwirken.

Autohypnose oder Selbsthypnose wird der Zustand

genannt, bei dem die Vorstellung des hypnotischen Schlafes vom Schläfer selbst entweder willkürlich oder unwillkürlich erzeugt wird, im Gegensatz zur Heterohypnose. (Siehe dort.)

Choleriker -- lebhafter, reizbarer Mensch.

Doppel-Ich nennt Prof. Dessoir die beiden auch als „Ober- und Unterbewußtsein“ oder „Wach- und Schlafbewußtsein“ angenommenen Bewußtseinshälften. Ian Hudson nennt die beiden Bewußtseinshälften „objektives“ und „subjektives“

Ich. Somit ist also der Begriff Wachbewußtsein -- Oberbewußt- sein — objektives Ich. Schlafbewußtsein -- Unterbewußtsein — subjektives Ich.

Dynamik ---- Lehre von den Kräften und ihren Bewegungen,

Emphase = Nachdruck, Eindringlichkeit

empirisch -- erfahrungsgemäß.

Epilepsie ---- Fallsucht. (Krämpfe.)

Fauteuil = Sessel

Grog = heißes Getränk aus Rum, Zucker und Wasser

Heterohypnose oder Fremdhypnose ist die von einem andern, eben dem Hypnotiseur oder Hypnotisten hervorgerufene bzw. unter dessen Mitwirkung zustande gekommene Schlafvorstellung.

Histologie --- Gewebslehre.

Hypnotismus nennt man die Wissenschaft, die sich mit den in diesem Werke behandelten Vorgängen beschäftigt.

Hypnose heißt der Zustand, in den wir eine Person unter bestimmten Bedingungen zu versetzen vermögen. Zwar ist das Wort hergeleitet vom griechischen Hypnos, d. h. Schlaf, indessen ist das, was wir Hypnose nennen, nicht immer Schlaf.

Hypnotiker, Hypnotisierter, hypnotisch wird der in Hypnose Versetzte genannt.

Hypnotist nennen sich Ärzte, die zu Heilzwecken hypnotisieren und angeblich „wissenschaftlich" Vorgehen. Als

Hypnotiseur bezeichnen Ärzte den berufsmäßig hypnotisierenden Richtarzt.

Idiosynkrasie ---- Überempfindlichkeit gegen bestimmte Einwirkungen.

Indikation -- Anzeige für eine ärztliche Verordnung.

Injektion -- Einspritzung.

Kapillargefäße ---- Haargefäße (feinste Blutgefäße).

Katalepsie --- Gliederstarre (in der Hypnose als Folge entsprechender Suggestion).

Kataplexie ----- Erstarrung durch Schreck.

Kontraktur --- Lähmung.

Melancholiker -- Schwermütiger.

Metrorrhagie — Gebärmutterblutung (außerhalb der Regel).

Monismus ---- Einheitslehre.

Od --- eigenartige unsichtbare Ausstrahlung.

Pathologie -- Krankheitslehre.

Pathopsychologie -- Krankheitslehre des Seelenlebens.

Perzipieren = [sinnlich] wahrnehmen

Phänomene -- Erscheinungen.

Phlegmatiker ----- gleichmütiger, schwer erregbarer Mensch.

Physiologie — Lehre von den normalen Lebensvorgängen.

Potenz ----- innewohnende Kraft;

potenzieren ---- steigern.

Posthypnose oder posthypnotische Suggestion wird sowohl der Schlafzustand wie auch diejenige Eingebung genannt, die sich nicht sofort, sondern erst nach einer bestimmten Zeit verwirklichen soll.

Psychologie heißt „Seelenlehre“ oder Seelenkunde.

Psyche --- die Seele,

psychische Vorgänge -- seelische Vorgänge.

Psychotherapeuten, Ärzte, die psychische Heilfaktoren anwenden.

Rapport ----- geistige Beziehung zwischen Hypnotiseur und Hypnotisierten.

Regeneration --- Wiedererzeugung, Verbesserung, Gesundung.

Sanguiniker ---- leicht empfänglicher Mensch.

Sensibilität --- Empfindlichkeit, Reizbarkeit.

Sentenz = Sinnspruch, Denkspruch

Simulation, im Allgemeinen „Verstellung“, wird auch im Hypnotismus als solche bezeichnet. Der zu hypnotisierende täuscht Hypnose vor

Somnambulismus --- Schlafwachen.

spezifisch ----- eigentümlich, zu bestimmter Wirkung geeignet.

Substanz ----- Wesen, körperliche Masse.

Suggestion nennt man den Vorgang, bei dem eine bestimmte Vorstellung erzeugt wird.

Suggestionist nennt sich der „wissenschaftliche Hypnotist", während er als Suggestor den berufsmäßigen Hypnotiseur (Richtarzt) bezeichnet. Neuerdings nennen sich Ärzte auch vielfach Suggestionstherapeuten.

Terminologie ----- Kunst- oder Fachsprache, Fachausdruck.

Toxikomanie = zwanghafte Bedürfnis (Abhängigkeit) nach einer psychotropen Substanz

Trance ----- tiefer Schlaf spiritistischer Medien.

Transcendental — übersinnlich (nach Kant: nicht mit der Erfahrung zusammenhängend) auch: mit den leiblichen Sinnen nicht wahrnehmbar.

vasomotorisch ---- vasomotorische Nerven sind die Gefäßweite und damit die Blutverteilung ändernden Nerven.

INHALTSVERZEICHNIS.

Erster Brief.

Einführung und allgemeine Erläuterungen.

Es ist keine Erscheinung des Pflanzen- oder Tierlebens erklärbar, wenn wir nicht ein aktives transzendentales Etwas dabei annehmen, welches die Atome gruppiert, anzieht, ausscheidet, wechselt und wobei das bleibende die Achse des Wesens ausmacht.

Auswahl setzt Willen voraus, und dieser kann nicht als Ergebnis der Physik und Chemie der Organisation, sondern muß als Leiter derselben betrachtet werden. Die Auswahl wird das Ergebnis des aus unbewußter Erkenntnis emporstrebenden Willens, die Chemie und Physik treten nur als Hilfsmittel bei, um diese Erkenntnis zu verwirklichen.

Unsere natürliche Logik, deren Schwergewicht in das Bereich des unbewußten Geisteslebens fällt, arbeitet mit Wahrnehmungen, Folgerungen und Tatsachen, die unser bewußtes Sein zu umfassen gar nicht imstande ist. Daraus geht hervor, daß alle Menschen und Völker mit ihrer natürlichen Logik den wissenschaftlichen Forschungsergebnissen weit voraus sind, daß das, was im philosophischen Bewußtsein der Menschheit längst als feststehend bekannt, durch die Wissenschaft nur bestätigt oder in der Erkenntnis erweitert werden kann. Ebenso, wie wir nicht wissen, was die Materie ist, so wenig haben wir positives Wissen, was die Seele ist. An Stelle der Begriffe werden wir stets geneigt sein, Wortfiguren zu setzen; für uns wird immer die Seele das Denkende, Fühlende, Wollende und dadurch das Bewegende und Gestaltende sein.

Ein tiefer Denker, Immanuel Herm. Fichte, hat die Seele als ein individuelles und beharrliches Wesen und als endliche Substanz bezeichnet. Ihr Leib ist also der reale, ihr Bewußtein ist der ideale, ihr selbst empfindlich werdende Ausdruck und Beweis dieser ihrer Individualität. Darum ist sie noch nicht gänzlich selbstbewußte Substanz, vielmehr bleibt im Individuum ihr größerer Teil für sie selbst in Dunkel gehüllt. Aber gerade diese bewußtlosen Tätigkeiten der Seele tragen das Gepräge sogar größerer Vernunftmäßigkeit und instinktiver Sicherheit an sich, als die bewußten.

Über das Verhältnis der Seele zu den materiellen Form-Elementen, mit denen vereint sie sich den Organismus zusammensetzt, haben wir noch keine Klarheit. Trotz der Veränderungen, die sie im Verein mit dem Organismus durch Krankheit, Lebensalter usw. erfährt, erscheint uns die Seele immer als das Beständige, der Körper als das Veränderliche, dessen Stoffe beständigem Wechsel unterliegen und die, sobald sie aus dem organischen Getriebe entfernt sind, sofort in ihre einfacheren Bestandteile zerfallen.

Notwendig ist der Schluß, **daß das aktive Element, die Seele, das passive Element, den Körper, beherrschen muß**, weil an ihr Vorhandensein sich das Prinzip der Kraft knüpft.

Ein Einwand, daß wir die Seele sinnlich nicht fassen und wahrnehmen, ist beweislos, denn der logische Schluß von ihren Daseinsäußerungen auf ihr Vorhandensein ist viel beweiskräftiger und überzeugender, als ihre unmittelbare Wahrnehmung sein könnte. Wissenschaftlich erwiesen ist, daß die belebte Materie aus der Kombination einer gewissen Anzahl von Atomen des Sauerstoffs, Wasserstoffs, Stick- und Kohlenstoffs sich zusammensetzt. Sehr richtig! Aber wie haben diese Grundprinzipien des Daseins sich zusammengefunden, um ein belebtes Individuum, dessen Organismus zu bilden, in dem Empfindung und Energie sofort vorhanden, Verstand, Bewußtsein usw. allmählich emporwachsen?

Wir wissen von Atomen, aber wer hat je Atome des Wasserstoffs, des Sauerstoffs bei geduldigster Beobachtung zu unterscheiden vermocht?

Alle lebenden Wesen entspringen von einer Urzelle;

wer aber hat die erste Urzelle geschaffen?

Wie werden in Sauerstoff-, Wasserstoff-, Stickstoff- und Kohlenstoff-Atomen die Keime der Empfindung, der Energie und des Bewußseins hineingeführt und entwickelt?

Wir wissen nur, daß der Tod des individuellen Organismus die Trennung des aktiven Äthers, Seele genannt, von den Form-Elementen, der Leibeserscheinung ist. Der letzte Grund des Todes wurzelt entschieden in der Entwicklung und dem mit dem Prinzip der Kraft ausgestatteten Sein der Seele, entzieht sich aber ebenso der Wahrnehmung wie der klügsten Berechnung.

Wir erfahren zwar mittels natürlicher Logik, daß die Seele vorhanden, nicht aber was sie ist: ebenso daß die Materie da ist, aber nicht, was sie ist.

Durch Schlußfolgerung erkennt man die drei Grundkräfte der Seele: Intelligenz (Verstand, Vernunft), Gefühl (Empfindung) und Willen. Durch erstere und letztere Kraft wird die Erkenntnis gewonnen. Erkenntnis und Gefühl bilden die gesetzgebende Macht, während der Wille die vollziehende ist. Der Wille ist teils rein seelischer Art, wo er durch Handlungen zum Ausdruck gelangt, teils bildender Art, wo er dadurch zum Ausdruck kommt, daß er aus den Formelementen, deren

Material der äußeren Welt als Nahrung entnommen wird, den Körper gestaltet.

Hört die Erhaltung der Leibesform auf, so trennt sich das transzendentale Etwas von der materiellen Fülle, die sich dann sofort teils chemisch umsetzt, teils so verwandelt, daß die Zellenwesen zu selbständigen Lebewesen niedrigster Art werden und als solche weiter bestehen.

Der Bildungstrieb, die Lebenskraft, also das bildende Wollen der Seele wird demnach durch die erkennenden und fühlenden Kräfte derselben und durch die Außenwelt beeinflußt. Sobald aber die Sinne der äußeren Welt verschlossen werden, konzentriert sich die Seele im Innern und das leider noch wenig erforschte magische Leben derselben beginnt.

Treffend charakterisiert dies Dr. Ed. Reich mit den Worten: „Unbekanntes Erdreich, in Dunkelheit gehüllt, bloß hier und da durch einen Blitz erhellt! Jahrtausende schon werden sie Wahrnehmungen, welche das Zucken des Blitzes gestattet, verzeichnet und aneinander gereiht; es wird daraus gefolgert und Erkenntnis gewonnen."

Noch vor einem Vierteljahrhundert war für solche Erwägungen kein Platz in der modernen Wissenschaft. Männer wie Wundt schreckten jeden jüngeren Forscher vom Eindringen in okkulte Gebiete ab mit dem Vorwurfe, daß schon der Wunsch, einzudringen in das dunkle Land, eine gewisse Voreingenommenheit beweise, die mit wissenschaftlicher Objektivität unvereinbar sei.

Doch dergleichen beirrte diejenigen nicht, welche feiner denken, feiner fühlen und von dem Bekannten auf das Unbekannte schließen, von der Wirkung auf die Ursache. Sie gingen weiter in ihren Wahrnehmungen und Folgerungen; sie gelangten zu Ergebnissen, die Staunen erregten und schließlich auch die Exakten berührten, ja bekehrten.

Und es fingen nicht wenige der letzteren an, den bis dahin verachteten und verketzerten Gebieten sich zuzuwenden. Sie bereuten es nicht; denn die Perspektiven wurden großartig, ungeahnte Reiche erschlossen sich, und längst begrabene Denker und Forscher, von der exakt sich nennenden Wissenschaft und dem Unverständnis der Zeitgenossen in Acht und Bann erklärt, kommen zu Ehren.

Nun fängt erst etwas Verständnis so vieler Seiten des Altertums und Mittelalters zu dämmern an. Erscheinungen, die bis dahin mißverstanden und verworfen wurden, werden beachtet und ergründet, bilden den Gegenstand wissenschaftlicher Forschung und die

Grundlage philosophischer Spekulation.

Allerdings verwirft die neue Naturwissenschaft unter Anerkennung des monistischen Prinzips noch immer die ältere dualistische Weltanschauung. Sie sucht auch die hypnotischen Phänomene vom monistischen Standpunkte aus zu erklären. So sagte Prof. Forel in einem Vortrage über „Gehirn und Seele" auf dem Wiener Ärztekongreß, „die Begriffe Seel' und Geist seien durch Dogmen und Theorien derart der einfachen, inneren naiven Anschauung eines jeden Menschen entrückt worden, daß es schwer fällt, das ursprünglich Gegebene wieder zu gewinnen. Der Kernpunkt des Begriffes Seele liege aber in dem Begriff Bewußtsein, das heißt in der Eigenschaft der inneren Selbstanschauung und in der Spiegelung der Weltdinge in dieser inneren Anschauung (Bewußtsein des Ichs und der Welt). Der ganze tätige Inhalt des Bewußtseins ist nun seinerseits an das Vorhandensein eines lebenden, tätigen Gehirns geknüpft. Ein Bewußtseinsinhalt ohne Gehirn kommt für uns Menschen ebenso wenig vor, wie ein Bewußtsein ohne Inhalt. Es gibt daher kein Gehirn ohne Seele und keine komplizierte, der unsrigen analoge Seele ohne Gehirn. Es gibt keine Kraft ohne Stoff und keinen Stoff ohne Kraft. Forel kommt zu dem Resultat, daß die wissenschaftliche Erkenntnis uns zu der Annahme einer wahrhaft göttlichen, monistischen Weltpotenz, des wirklichen Dinges an sich zwinge, das sich hinter unseren abstrakten, künstlichen Begriffen verbirgt, das zugleich Bewußtsein, Stoff und Kraft ist (ich setze hinzu, da eine Grundursache, ein Prinzip sich nicht selbst zu analysieren vermag, werden wir für den Begriff „Seele und Geist“ stets nur „Wortfiguren“ finden, die nur mittels inneren Schließens begriffen werden können), — und die fortschreitende Evolution (Entwicklung) der Welten und speziell der unorganischen, wie der organischen Natur unserer Erde vollzieht. Zu allen Zeiten haben die Philosophen versucht, das monistische Weltprinzip, das Wesen Gottes zu ergründen. Platos „Idee“, Spinozas „Substanz“, Leipnitz „Monaden“, Schopenhauers „Wille“, Hartmanns „Unbewußtes“ stellen solche Versuche dar, die jedoch immer mehr oder weniger an einer Erscheinungsform hängen bleiben. Die größten kamen zu der höchsten Erkenntnis, daß sie über das göttliche Ding an sich nichts wüßten und daß der Mensch sich mit dem Erforschen und Erkennen der von ihm wahrgenommenen Erscheinungen und ihrer Verhältnisse bescheiden begnügen müsse.

Unsere menschliche Gehirnseele ist aber als eine Teilerscheinung des Weltalls, durchaus nicht als etwas an und für sich von ihm Verschiedenes zu betrachten. Sie ist göttlich wie das Weltall, nicht aber etwas an und für sich Höheres als die übrigen Welterscheinungen. Freilich ist sie die kompliziierteste und höchste der uns bekannten Welterscheinungen, doch ist auch ihr Organ, das Gehirn, die weitaus kompliziierteste und höchst entwickelte Organisation des uns bekannten Weltstoffes, so daß auch hierin durchaus kein Mißverhältnis zwischen Gehirn und Seele herrscht. Es liegt somit kein Grund vor, einen besonderen dualistischen Seelenbegriff einem anderen Begriff, den man seelenvolle Materie nennen will, entgegen zu stellen. Jede Seele hat ihre materielle Seite; jede Materie ist im weiteren Sinne des Wortes beseelt, wenn auch in einfacherer Weise. Als die Psychologie von Gehirn und Gehirnphysiologie noch nichts wußte, schuf sie Worte, die auf reine innere Beobachtung, ohne Rücksicht auf die Gehirntätigkeit basiert wurden: Empfindungen, Vorstellungen, Wahrnehmungen, Gefühle, Wille usw.

Von der Beobachtung an Froschnerven und dergl. ausgehend, vielfach auf die Histologie und Anatomie des Nervensystems schuf ihrerseits die Physiologie eine nervenphysiologische Sprache, welche dem angeblichen Subjektivismus der Psychologen gegenüber objektiv sein wollte. Die täglich wachsende Erkenntnis indes, daß Psychologie und Gehirnphysiologie nur zwei Betrachtungsweisen des gleichen Dinges sind, wird zu einer wachsenden Vereinigung der beiden Disziplinen in die Psychophysiologie führen. Die „unbewußten" und automatischen Gehirntätigkeiten bilden ein reiches Bild der Übergänge zwischen Psychologie und Gehirnphysiologie. Die Experimente an Hypnotisierten zeigen uns z. B., wie der gleiche psychologische Vorgang mit oder ohne Bewußtsein vor sich gehen kann. Die Lehre der Hirnlokalisationen und die diesbezüglichen Experimente an Tieren, die Herderkrankungen des menschlichen Gehirns, ein tieferes Studieren der Geisteskranken, die kriminelle Anthropologie und ihre Beziehung zur Psychiatrie, die Lehre der Suggestion, das Studium des Schlafes, das Studium der Entwicklung der normalen und der defekten Kinderseele, der Blindgeborenen z. B. usw. geben uns noch zahlreiche Anhaltspunkte, welche teilweise zeigen, wie das Gehirn funktioniert und wie die Seele durch die Gehirnstörungen verändert wird, bald partiell, bald allgemein, bald zentripetal, bald zentral, bald zentrifugal (Bewegung), bald in dieser, bald in jener Hinsicht. Immer mehr und klarer stellt es sich dabei heraus, daß lokalisierte Hirnstörungen auch lokalisierte Seelen- oder Nervenstörungen verursachen, daß allgemeine Erkrankungen des Großhirns die Seelentätigkeit allgemein stören und daß die höhere Seele des Menschen allein vom Großhirn abhängt."

Soweit Prof. Forel und mit ihm die Vertreter der monistischen Weltanschauung. Ich selbst bin allerdings anderer Ansicht und darf sagen, daß mich gerade das theoretische und praktische Studium des Suggestionismus in meiner dualistischen Auffassung bestärkt und von deren Nichtigkeit überzeugt hat.

Zunächst noch ein Wort über die räumliche und zeitliche Beschränktheit des Feldes unseres Bewußtseins. Bewußt ist uns nur ein Teil unserer Hirntätigkeit. Es wäre jedoch eine Torheit, daraus zu schließen, daß die Erscheinung der inneren Spiegelung des Subjektivismus an und für sich auf den erinnerlichen Inhalt des Bewußtseins unseres Ich beschränkt sei! Das Studium des Hypnotismus, des Schlafes und der Träume gibt uns den Schlüssel zu dieser Erscheinung. Es sei nur erwähnt, daß man bei einem Hypnotisierten ganze psychische Ketten, obwohl sie kurz vorher bewußt waren, nach Belieben aus dem erinnerlichen Bewußtsein ausschalten und umgekehrt solche, die im Moment ihres ersten Geschehens unbewußt waren, nachträglich zum Bewußtsein bringen kann.

Die Tatsache der sogenannten doppelten Persönlichkeiten gewisser Somnambulen ist bekannt. Es genügt eigentlich, über diese Tatsachen etwas nachzudenken, um sich zu überzeugen, daß die Ausdrücke „bewußt" und „unbewußt" zweifellos aus irrigen Vorstellungen beruhen. Was uns unbewußt erscheint, ist nur von unserer bewußt erinnerlichen Gehirnwellenkette abgerissen, d. h. nicht mehr bewußt erinnerlich, oder ist überhaupt niemals mit ihrer inneren Spiegelung verbunden gewesen. **Wir dürfen eben nicht übersehen, daß unser Bewußtsein, unser Vorstellungsleben in zwei Teile zerfällt, die, obwohl einander beeinflussend, doch bis zu einem gewissen Grade unabhängig von einander sind.**

Das Volk sprach von jeher, m. E. durchaus richtig, vom „Wachbewußtsein" und „Schlafbewußtsein". Sehr klar definiert Thomson Jay Hudson in seinem umfassenden Werke den Unterschied zwischen Wach- und Schlafbewußtsein oder, wie eine neuerdings in Aufnahme gekommene Bezeichnung lautet, Ober- und Unter-Bewußtsein. Hudson erkennt wie verschiedene andere Psychologen die Existenz eines geteilten oder richtiger doppelten Bewußtseins, des „Doppel-Ich" an, nur wählt er die Bezeichnung „objektives" und „subjektives" Ich.

Das „objektive Ich“ nimmt nach ihm Kenntnis von der objektiven Welt. Seine Beobachtungsmittel find die fünf physischen Sinne. Es ist das aus den physischen menschlichen Bedürfnissen hervorgegangene Ergebnis. Es ist der Führer des Menschen in seinem Kampf, mit seiner materiellen Umgebung. Die höchste Funktion des objektiven Ichs ist die vernunftmäßige Schlußfolgerung.

Das „subjektive Ich“ nimmt Kenntnis von seiner Umgebung durch Mittel, welche unabhängig von den fünf Sinnen sind. Es erkennt durch Intuition. Es ist der Sitz der Emotionen (Gefühlsbewegungen) und der Erinnerung. Es vollführt seine höchsten Funktionen, wenn die Sinne untätig sind. Mit einem Wort, es ist jene Intelligenz, die sich in einem hypnotischen Subjekt manifestiert, wenn es im Zustande des Somnambulismus ist.

Das objektive Ich ist imstande, jede in welcher Form immer empfangene Suggestion zu zergliedern, zu kritisieren und — wenn sie ihm unsympathisch, unglaubwürdig oder schädlich erscheint, zurückzuweisen.

Das subjektive Ich glaubt ohne Zögern und ohne Zweifel jede Suggestion und versucht sie zu verwirklichen bzw. in Handlung umzusetzen. Im Wachzustand wird das subjektive Ich geschützt vor der Annahme von Suggestionen durch das Kritikvermögen des objektiven Ichs. Im Schlafe jedoch, d. h. im Zustande der Ruhe des objektiven Ichs, wo dieses mehr oder minder ausgeschaltet und untätig ist, wird das subjektive Ich für Suggestionen leicht zugänglich sein.

Es ist sicher, daß das objektive Ich alle Eindrücke bzw. Suggestionen, die es annimmt, dem subjektiven Ich überliefert, da dieses vom objektiven Ich beeinflußt wird. So erklärt sich die Wirkung der Wachsuggestionen, sowie auch der Autosuggestion. Die Auto- oder Selbstsuggestion wirkt unter Umständen krankheitserregend oder krankheitsbegünstigend, wie wir dies bei Hysterischen, Hypochondern und zuweilen bei Neurasthenikern beobachten können, die unter Zwangsvorstellungen leiden.

Der verstorbene Wiener Psychiater Prof. v. Krafft-Ebing hat auf die große Macht der Autosuggestion hingewiesen. Sie ist umso größer bei Schwächezuständen des Organismus im Allgemeinen und bei solchen des Nervenapparates im Besonderen. Der Einfluß solcher Autosuggestionen kann nur aufgehoben werden durch entsprechende Fremdsuggestionen. Da deren Einfluß auf das Fühlen, Vorstellen und Streben groß ist, bedient sich die Heilkunst zielbewußt dieses psychischen Machtmittels.

Viele Krankheitszustände im Nervensystem beruhen auf Autosuggestion im seelischen und leiblichen Gebiet. Diese Leiden stehen und fallen mit ihrer autosuggestiven Begründung, entweder dadurch, daß die Autosuggestion zerstört, aus dem Bewußtsein verdrängt oder durch entgegengesetzte Fremdsuggestion unschädlich gemacht wird.

In ungezählten Fällen erweist sich aber die Autosuggestion des Kranken mächtiger als die Fremdsuggestion des Arztes oder Erziehers. Um hier Hilfe bringen zu können und nach Umständen schwerem Siechtum, Verzweiflung, Selbstmord usw. zu begegnen, **verstärkt** die Heilkunst und Pädagogik die Fremdsuggestion **durch Anwendung der Hypnose oder des künstlichen Schlafes.**

Die Hypnose besteht in der Hervorrufung eines schlafähnlichen Zustandes, der verschiedene Grade aufweisen kann, in welchen die Empfänglichkeit des Kranken für die Fremdsuggestion erhöht ist und seine Autosuggestion mehr oder weniger verblaßt.

In der Hypnose werden aber überdies Nervengebiete durch seelischen Einfluß (Suggestion) erreichbar und therapeutischem Eingriff zugänglich, die im wachen Zustand nicht oder nur indirekt und unvollkommen erreichbar sind.

Der Hypnotismus gleicht einem unermeßlichen Reiche, zu dessen Durchwanderung und Erforschung Jahrhunderte nicht genügen. Die meisten Gebiete desselben sind dunkel, nur einzelne Streiflichter erhellen kurze Zeit die Dunkelheit und offenbaren uns Erscheinungen, weiter nichts als Erscheinungen. Wir sind darauf angewiesen, hieraus Folgerungen zu ziehen, die nach unserer bisherigen Erkenntnis nur einseitige sein können.

Was man einem Hypnotisierten sagt, fließt nicht aus dem gewöhnlichen Wege der Impression ein, weil die kapillaren Nerven der Leibesperipherie und der äußeren Sinne sich außer Tätigkeit befinden. Da das Suggerierte sinnlichen Eindruck nicht hervorbringen kann, vermag es auch keine Sinnesempfindungen zu erzeugen. Infolgedessen kann es auch nicht angeähnlicht werden, denn es gestattet nicht die Bildung eines lebendigen Abdrucks und wird nicht den Zellen zugeleitet. Es bleibt gesondert, an nichts gebunden, hastet an keinem psycho-physischen Organ und geht zu einer bestimmten Zeit von selbst ab, d. h. seine Wirkungskraft schwächt sich ab bis zur Wirkungslosigkeit, wenn nicht durch Wiederholung eine Vertiefung der Wirkung herbeigeführt wird. — Wie man sieht, ist an der rein seelischen Natur der hypnotischen Eingebung festzuhalten, sie ist transzendental.

Es läuft bei dem Hypnotisieren darauf hinaus, die Seele in einen Zustand erhöhter Aktivität, den Körper in den erhöhter Passivität zu setzen. Die Einflüsse der Außenwelt werden, sobald dies geschehen ist, durch die Organe des Leibes nicht mehr nach der Seele vermittelt, sondern von ihr direkt magisch aufgenommen.

Es ist wissenschaftlich begründet, daß die Seele die durch das Leben des Tages bedingten Störungen des Gleichgewichts in der Mechanik und Chemie des Haushalts wieder in Ordnung zu bringen strebt und ihre eigenen Kräfte in Harmonie zu setzen vermag, durch einen ungestörten Schlaf; denn auch die einzelnen Vermögen der Seele kommen durch Verrückungen des Tageslebens oft in disharmonische Schwankungen, und zwar umso stärker, je seltener das Tagesleben durch den

Schlaf unterbrochen wird.

Je ungestörter der Schlaf, umso besser wird der Zweck des Schlafes, seelische Harmonie, erreicht. Je tiefer der Schlaf ist, umso mehr nähert er sich einem natürlichen Heilmittel.

Der hypnotische Schlaf schließt nun zuweilen vollkommen von der Außenwelt ab, es werden durch ihn sehr günstige leibliche Entwickelungen, aber noch günstigere seelische Kraftentfaltungen erreicht; selbstredend, wenn er, ohne seine normale Grenze zu überschreiten, so lange anhält, als zur Konzentrierung der Seelenkräfte nötig ist. Seine erquickende und reparierende Wirkung ist bekannt.

Es liegt somit kein zwingender Grund vor, Seele und Körper als Einheit zu betrachten oder gar die Seele als eine Funktion des Körpers anzusehen. Wir werden vielmehr den Hypnotismus und seine Phänomene besser zu verstehen und zu würdigen vermögen, wenn wir die Seele als organisierendes Prinzip auffassen, das nicht nur den Körper und dessen Funktionen lenkt und leitet, sondern auch die Entwicklung des Körpers dauernd beeinflußt und somit in der Lage sein muß, Störungen im organischen Getriebe wieder auszugleichen. Ob wir diese Eigenschaft der Seele dann als „Heilkraft“, „Lebenskraft“ oder „Naturheilkraft“ bezeichnen wollen, ist belanglos.

Zweiter Brief.

Das Wesen der Suggestion.—Die Gefahren der Hypnose.— Hypnotismus oder Mesmerismus?

Wie die Hypnose so ist auch die Suggestion uralt und es ist interessant. daß Jakobus Döppler sie schon 1693 erwähnt und, wie seine Mitteilung beweist, schon vor über 200 Jahren das nämliche darunter verstand, was auch wir unter Suggestion verstehen.

Das Wort „Suggestion“ entstammt dem lateinischen „suggero“ --- von „hinangeben“, „einflüstern“, „beibringen“, auch „verleiten“ und „eingeben“. Die treffendste Übersetzung dürfte wohl das deutsche Wort „Eingebung“ sein.

Wir unterscheiden eine Eingebung im wachen Zustande (Wachsuggestion) von der Eingebung im Schlafe (Schlafsuggestion). Um den Begriff der Suggestion zu erklären, möchte ich ein Beispiel aus einem von Falk Schupp in der „Neuen Heilkunst“[1]) veröffentlichten Aufsatz hier folgen lassen, das den Kernpunkt der Sache trifft.

„Versetzen wir uns auf die Leipziger Messe, wo

---

1 Jetzt „Blätter für Volksaufklärung“ Volkstümliche Monatsschrift für Hypnotismus, Suggestion, Seelenkunde, Menschenkenntnis, Gesundheitspflege und sexuelle Fragen. Jahresabonnement 8 Mark Orania-Verlag, Oranienburg.

durch die engen Reihen der Buden sich das sonntäglich geputzte Volk drängt. Mit Neugier bestaunen die Leute die Sachen, mäkeln daran herum, aber in der Hoffnung, da und dort noch etwas Besseres und Billigeres zu finden, fluten sie weiter und kaufen nichts. Da plötzlich an einem unscheinbaren Stand, der weit weniger Auslagen aufweist, als seine nachbarlichen Mitbewerber, sehen wir einen Mann sich auf eine Kiste schwingen und nun in beredten Worten, die weithin alle Neugierigen anlocken, seine Waren anzupreisen. „Sehen Sie," ,ruft er mit näselnder Emphase, „dieses Taschenmesser, feinster Solinger Stahl, mit eins, zwei, drei Klingen (er klappt sie auf), einem Korkzieher, und hier einem Universalglasabschneider, mit dem ich jedes Glas besser wie mit einem Diamant schneide. Sehen Sie (dabei zieht er eine scharfe Ritze über eine Glasplatte, die er zerbricht). Dieses prachtvolle Messer mit Perlmutterglanzschale, mit drei famosen Klingen, einem Korkzieher und dem unübertroffenen Patentuniversalglasabschneider, das kostet in jedem Laden 3 M., bei mir aber kostet dasselbe mit diesem Futteral dazu nur 2,50 M., wer wünscht eins?" Damit bietet er es im Kreise herum. Viele wenden sich ab, niemand greift zu. Unverdrossen fährt der Händler fort: „Niemand, meine Herrschaften? Passen Sie auf, ich will Ihnen zeigen, was der wahre Jakob kann (er spricht von sich in der dritten Person), er muß und will verkaufen, und darum sollen Sie es haben zu 2,40, — 2,30, — 2,20, — 2,10, geben Sie her, hier haben Sie das schöne Messer mit (folgt dieselbe Beschreibung wie oben) für den Spottpreis von 2 M.!" Wieder findet sich niemand. Und mit einer ähnlichen Motivierung schlägt er abwärts zählend den Preis von 1,50 M. vor. Wenn auch da noch niemand zugreift, packt er das Messer mit verdrießlicher Miene ein, um wie von einem scheinbaren Impuls erfaßt, es noch einmal herauszureißen, um mit dem wohlgespielten Affekt der Verzweiflung es noch einmal feilzubieten: „Sehen Sie her, ich will nichts daran verdienen, ich gebe es Ihnen, wie ich es in der Fabrik gekauft habe, zu 1,40 M., ich habe noch zehn Stück, wer wünscht?? Und siehe — der Widerstand ist besiegt: einmal, ruft er, und durch die Lüfte fliegt dem Käufer sein Neuerstandenes zu, zweimal, dreimal usw.

Gewiß erinnern sich viele Leser, einer solchen oder ähnlichen Szene einmal beigewohnt zu haben; sie haben damit die einfachste und vielleicht älteste Form der Wachsuggestion kennen gelernt.

Fragen wir nun psychologisch analysierend nach dem Grund der Erscheinung, so finden wir als das Wesentlichste an dem Vorgang die Hinlenkung der Aufmerksamkeit durch Schildern der Merkmale des

Gegenstandes; im Anschluß daran das Bewerten der Merkmale und damit der ganzen Sache, zum Schluß die Annäherung des auf fiktivem Wege erzeugten Wertes an den vorausbestimmten Handelswert, endlich die Vereinigung beider Prozesse durch einen Endeffekt, der sehr geschickt die erregten Wertvorstellungen in einen Willensakt, nämlich den des Kaufes, umsetzt. —

Professor Wundts Definition der „hypnotischen Suggestion" lautet: „Suggestion ist Dissoziation mit gleichzeitiger Verengung des Bewußtseins auf die durch Dissoziation angeregten Vorstellungen; das heißt aus der Wundtschen Terminologie in eine voraussetzungslose Sprache übersetzt: Die Suggestion ist eine in ziemlich gebundener Marschroute erfolgte Aneinanderknüpfung von Vorstellungen, welche aus einem gegen das normale bedeutend-verengerten, inneren Blickfelde stammen. Daß diese Definition der Sache wirklich nahe kommt, läßt sich ohne Mühe aus obigem Beispiel ableiten. Denken wir, die Zuhörerschaft des Handelsmannes hat bereits vor Beginn seiner Anpreisung vor den Auslagen gestanden. Ihr Blick schweifte über die Fülle der ausgelegten Waren, ebenso viel perzipierte, also von der Aufmerksamkeit unbetonte Vorstellungsinhalte erfüllten das innere Blickfeld derselben. Der Händler erst erweckt durch seine Anpreisung die besondere Aufmerksamkeit und lenkt sie auf die Zergliederung der Merkmale des Gegenstandes, von dem er wünscht, daß er allein die Aufmerksamkeit der Hörer auf sich ziehen soll — in diesem Falle also das Messer. Was geschieht nun?

Das innere Blickfeld, das vorher erfüllt war von gleichwertigen Vorstellungen verschiedener Art, wie Löffel, Gabeln usw. verengert sich, indem es erfüllt wird von den Vorstellungen der Merkmale des Messers, und alle anderen Momente hinausdrängt. Nur wenn diese Erscheinung eintritt, kann man von einer Suggestion sprechen.

Würde aber z. B. bei einigen Zuhörern von vorneherein das feste Eigenurteil bestehen, daß alles, was der Händler sagt, unwahr sei, und daß die Ware Schund ist, so würde das Bewußtsein, statt verengt zu werden und einzugehen auf die einzuimpfende Vorstellungsreihe, unter dem Einfluß der entgegengesetzten Vorstellungen erweitert, das Aufkommen der Suggestion hemmen. Es wäre das Bewußtsein gegenüber dem auftretenden neuen Inhalt „kritisch". Die eingegebene Ideenreihe wird ohne jede Änderung angenommen, indem der sonst so mächtige, aus dem Leben gewonnene Vorrat aufgespeicherter Vorstellungen die eindringende Reihe nicht nach seinem Gutdünken zu assimilieren vermag.

Nach dem Ausgangspunkt der suggestiven Vorstellungen müssen wir also zwei Formen der Wachsuggestion unterscheiden. Geht die Suggestion von einer anderen Person aus, so sprechen wir von Fremdsuggestion oder Fremdeingebung. Ihr gegenüber steht der Fall, in dem dasselbe Bewußtsein Austeiler und Empfänger der Suggestion ist, ein Vorgang, den wir entsprechend mit Eigeneingebung (Autosuggestion) bezeichnen wollen. Hinsichtlich des Vorkommens der beiden Formen ist zu bemerken, daß unter normalen Verhältnissen die Fremdeingebung beinahe die Regel ist, während die Eigeneingebung seltener beobachtet wird. Nur unter anormalen Verhältnißen in der Pathopsychologie ist die Eigeneingebung ein häufiges Phänomen, es ist unter dem psychiatrischen Namen der „fixen Idee“ ja allen bekannt.

Daß auch ein Teil der sogenannten Sympathie-Kuren und die „Gebetsheilungen“ auf die Wirkungen der Eigeneingebung (Autosuggestion) und der Fremdeingebung (Fremdsuggestion) zurückzuführen sind, kann wohl kaum zweifelhaft sein. Der Glaube — im Grunde doch auch nur Eingebung — ist eben eine Macht, deren Wirksamkeitsgrenzen noch gar nicht erforscht sind und die darum auch noch nicht entsprechend gewürdigt wird.

Der Glaube ist auch das wirksamste Agens bei der Suggestion. Jede Suggestion muß angenommen, geglaubt werden, soll sie sich in den Effekt der Handlung umsetzen. Die nicht angenommene, nicht geglaubte Suggestion bleibt wirkungslos, weil sie nicht in den Vorstellungsinhalt eindringt bzw. diesen nicht beherrscht. Wollen wir, daß unsere Suggestionen angenommen werden, so müssen wir, dem Vorstellungsinhalt des zu Beeinflussenden entsprechend, an Bekanntes anknüpfen und dann erst zum Unbekannten übergehen. Die ererbten und anerzogenen Vorstellungen wirken als Gegensuggestionen und da sie dominieren, erschweren sie die Annahme neuer, fremder Ideen, ja sie werden die Ursache ihrer Zurückweisung. Sehr richtig sagt über diesen Punkt Falk Schupp: „Der Bauersmann hat z. B. noch heute trotz aller populären Werke über den inneren Bau des Menschen über die Behandlungsmethoden gewisser Erkrankungen seine ererbten Eigeneingebungen, die von den neueren Kenntnissen nur die in die Vorstellungskette aufnehmen, welche sich den alten Vorurteilen anstandslos eingliedern. So, um ein Beispiel anzuführen, seine mystische Vorstellung von den Krankheitsursachen „aus dem schlechten Geblüte“. Man mag einem solchen Patienten, wie ich es in der zahnärztlichen Praxis öfters erprobe, ganz genau unter Vorzeigung eines Objekts den Vorgang einer Wurzelhautentzündung erklären, er wird den Kopf schütteln, er weiß es besser. Er wird wissen, daß nicht die durch die entzündliche Blutspannung in den Kapillargefäßen aufgetriebene Wurzelhaut den Zahn wie aus der Alveole hervorgetrieben empfinden läßt, sondern das gallische, schwarze Blut, das er für verdickt hält, hat auch den Zahn aufgetrieben, etwa wie ein Brot aufgetrieben wird durch Sauerteig.

Aber nicht nur der Bauersmann, der schon durch seinen an die Scholle bindenden Beruf an ein gewisses starres Festhalten überkommener, legendär gewordener Vorstellungen gewohnt ist, jeder Stand, soweit wir ihn nur als solchen umgrenzen können, hat seine Vorurteile, die durch die willkürlichen Fremdeingebungen nur wenig irritiert werden.

Jeder Praktiker, der es mit fertigen Menschen zu tun hat, sei er nun Arzt, Jurist oder Kaufmann, tut gut, mit den überkommenen konsolidierten Eingebungen zu rechnen und seine Fremdeingebungen so einzurichten, daß sie in das Vorurteilsschema hineinpassen. Nur der Erzieher, der unfertiges Menschenmaterial zur Bearbeitung mittels seiner Fremdeingebung in die Hand bekommt, ist in der Lage, diesen Faktor nach Gutdünken beiseite zu schieben. Er selbst wird aber bald an die enge Grenze dieser Möglichkeit stoßen, da der Eingebungskreis des Hauses schon seiner Arbeit vorgewirkt hat und immer in vielen Stücken bereit ist, den Wert seiner heilsamen Neueingebungen wieder zu vernichten. Der Hypnotist oder richtiger der Suggestionist hat demnach in der Hauptsache seine Suggestionen gegen die vorhandenen Eigeneingebungen oder Autosuggestionen zu richten.

Eine Autosuggestion ist die, welche spontan und unabhängig von jedem fremden Einfluß bei einem Individuum auftritt; dieselbe ist immer an einen Sinneseindruck gebunden, der im Zusammenhang mit angehäuften Erinnerungen durch vorherige (Fremd-) Suggestionen eine Vorstellung oder eine Verbindung von Vorstellungen hervorbringt. Die von außen kommende (Fremd-)Suggestion ist die Einführung einer Vorstellung ins Gehirn, die von ihm angenommen wird. Sie muß, wenn sie wirksam sein soll, sich in Autosuggestion umsetzen. Je nach der angeborenen Beschaffenheit, dem ererbten Wesen, den Gewohnheiten und Anlagen, welche die Erziehung entwickelt hat, dem Trieb zur Nachahmung, den vorhergegangenen Suggestionen, werden die verschiedenen Gehirne, jedes nach seiner Weise reagieren und den gleichen Eindruck in verschiedene Vorstellungen verwandeln. Nicht bloß etwas Passives ist die Fremdsuggestion, nicht nur eine Gedankenspur, die im Gehirn niedergelegt wird, sondern das psychische Zentrum greift tätig ein, um die Eindrücke in Vorstellungen umzuändern resp. diese auszuarbeiten. Wie jene unbewußte Geistesarbeit vor sich geht und welchem Mechanismus sie ihre Entstehung verdankt, wissen wir nicht mit Sicherheit. Der allgemeine Leitsatz für die praktische Anwendung der Eingebung wird formuliert etwa zu lauten haben: **„Passe deine beruflichen Fremdeingebungen dem Bestand an ererbten und erworbenen Eigeneingebungen des Empfängers an.“**

An der unrichtigen Fassung der zu erteilenden Suggestion kann jeder Versuch scheitern. Deshalb ist gründliche Kenntnis des zu Behandelnden bzw. zu Erziehenden sowie seines Milieus notwendig, wenn Mißerfolge ausbleiben sollen. Eine Suggestion findet nach Dr. Ringier-Zürich nur dann statt, „wenn eine Vorstellung in unserm Gehirn eine solche dynamische Veränderung bewirkt, daß sie in unserm Seelenleben den Glauben an diese Vorstellung hervorruft, d. h. das Gehirn hat die Suggestion akzeptiert, unser Seelenleben glaubt ihr.“

„Die dynamischen Veränderungen des Gehirns haben aber die Tendenz, sich durch das Nervensystem peripheriewärts zentrifugal zu entladen, zu entäußern;

dementsprechend löst der Glaube Sinnesempfindungen resp. Körperfunktionen aus, d. h. die Suggestion realisiert sich. Der Glaube versetzt Berge. Es ist dabei ganz gleichgültig, ob es sich um abstrakte oder konkrete Suggestionen handelt, ebenso gleichgültig, ob die Suggestion von außen her kam (Fremdsuggestion) oder ob es sich um eine in unserem Gehirn selbst entstandene Vorstellung (Autosuggestion) handelt.

Da alle Menschen die Fähigkeit haben zu glauben, sind auch alle suggestibel. Die Gläubigkeit ist eine unserm Seelenleben innewohnende Eigenschaft."

Wir können die Annahme einer Suggestion bewirken, indem wir diese durch Vernunftgründe glaubwürdig machen oder indem wir die Suggestibilität (Gläubigkeit) künstlich steigern. Die erstere Art ist der Überredung gleich, die jeder Rechtsanwalt, Redner, Lehrer, vor allem der Arzt, anwendet (Suggestion im wachen Zustande).

Aber nicht bei allen Menschen ist die Fähigkeit zu glauben gleich stark. Es gilt daher, einen Zustand erhöhter Gläubigkeit herbeizuführen. Ein solcher Zustand ist der Schlaf, wie die kritiklose Annahme der Träume selbst bei stark kritisch Veranlagten beweist. Da der Schlaf aber nicht von jedem Menschen willkürlich zu jeder

Zeit herbeigeführt werden kann, ist es notwendig, ihn zu erzeugen. Das geschieht durch Einleitung der Hypnose, bei der wir zunächst dem Gehirn resp. Seelenleben die Vorstellung des Schlafes beibringen. Wir erhalten damit einen schlafähnlichen Zustand, in dem der Betreffende zu schlafen glaubt, und sich infolgedessen wie ein Schlafender benimmt, sich somit in der Illusion des Schlafes befindet. Ist uns dies gelungen, so haben wir auf das Seelenleben des so Hypnotisierten eine solche Rückwirkung, einen solchen suggestiven Einfluß, daß er auch die ferneren Vorstellungen, die wir ihm beizubringen suchen, von uns akzeptiert.

Wir besitzen somit in der hypnotischen Suggestion ein Mittel, kräftiger, als dies im wachen Zustande möglich ist, auf das Vorstellungsvermögen und dadurch auf das Seelenleben einzuwirken. Wir wissen aber zugleich, welch eminenten Einfluß unser Selenleben auf fast sämtliche Körperfunktionen ausübt. Wir haben es daher in der Hand, letztere durch Umstimmung des Seelenlebens direkt zu beeinflussen und dort, wo sie durch abnorme Seelen- resp. Nervenreize krankhaft gestört sind, gar oft dauernd zu heilen, indem wir dieselben modifizieren oder beheben. Die Hypnose zu diesem Zwecke hat ihre volle Berechtigung.

Allerdings hat sie nur sekundäre Bedeutung, während der Suggestion die Vorzugsstellung eingeräumt werden muß.

Die Hypnose ist nur Hilfsmittel zur leichteren Annahme von Suggestionen, obwohl sie selbst Produkt der Suggestion ist, da ja der hypnotische Schlaf durch eine entsprechende Fremd- oder Eigeneingebung herbeigeführt wird. Tatsächlich schläfert nicht der Hypnotiseur ein, sondern der Hypnotisierte hat sich selber in Schlaf versetzt, nachdem der Hypnotiseur in ihm die Schlafvorstellung erregt hat. Er schläft ein, weil er den Eintritt des Schlafes erwartet.

Bei leicht suggestiblen Menschen kann man getrost auf Hypnose verzichten, während schwer suggestible im Schlafe weit leichter Suggestionen annehmen.

Ohne Zweifel ist auch das „Temperament“[2]) von Einfluß sowohl auf die Annahme wie auf die Erteilung der Suggestionen. Die alte, von Galen ausgehende Unterscheidung der vier Temperamente, die Kant[3]) aufnahm und für die Psychologie nutzbar machte, ist ja durch

2 Neuerdings wird die Temperamentsbestimmung vielfach durch die „Naturelllehre" verdrängt. Wir unterscheiden das „Ernährungs“-„Bewegungs"-, „Empfindungs"- und „Harmonische" Naturell. Vergl. mein Buch „Praktische Menschenkenntnis", Neuauflage Oldtimertools-Verlag geplant. Zu beziehen durch jede Buchhandlung.

3 Kant. „Anthropologie"' VII. 2., S. 216.

Wundt[4]) wieder zu Ehren gebracht worden.

Die ältesten Bezeichnungen lauten: „cholerisch, melancholisch, phlegmatisch, sanguinisch". Kant spricht von leicht- und schwerblütigen, warm- und kaltblütigen Personen. Wundt zeigt, daß Choleriker und Melancholiker zu starken Affekten hinneigen, der Sanguiniker und Phlegmatiker dagegen zu schwachen. Dagegen sind umgekehrt Melancholiker und Phlegmatiker zu langsamem, Choleriker und Sanguiniker zu raschem Wechsel geneigt. Die starken Temperamente neigen zu Unluststimmungen, die schwachen zum Vorwiegen der Lustgefühle. Die beiden raschen Temperamente leben vorwiegend in der Gegenwart, denn ihre Beweglichkeit läßt jede neue Vorstellung sie sofort annehmen, die beiden langsamen Temperamente leben vorwiegend in der Zukunft oder Vergangenheit, da sie ihren Gedanken und dem Strom ihrer Gefühle sich ausdauernder und unbeeinflußter hingeben. **Daraus ergibt sich, daß Choleriker und Sanguiniker leichter empfänglich sein müssen für Suggestionen als Melancholiker und Phlegmatiker.**

Ebenso wichtig aber ist auch das Temperament des Suggestionisten. Phlegmatiker sind zur Erteilung

4 Wundt. „Grundzüge". II. B. S. 442.

von Suggestionen ziemlich ungeeignet. Am besten befähigt zum Austeilen von Eingebungen jeder Art ist der Choleriker, er versteht mit starken Affekten ungezwungen zu arbeiten, sein lebhafter Gedankengang ist begleitet und mannigfach durchsetzt von einem ebenso rasch strömenden Gefühlsablauf, sein sprachlicher Ausdruck für die beiden Erscheinungen seines Vorstellungslebens ist knapp, und meist in der eindringlichsten Präsenzform gehalten. Wohlgemerkt, es eignet sich jedes Temperament zum Hypnotiseur und Suggestionisten, aber nicht jedem ist die Meisterschaft beschieden. —

Der Hypnotismus und die Suggestionslehre hat von jeher erbitterte Gegner gehabt. Das Wiedererwachen dieser uralten Behandlungsmethode fiel leider in die Blütezeit des Materialismus, da man alle seelischen Erscheinungen als verdrießliche Nebensachen glaubte negieren zu dürfen.

Um den Einwänden gegen die Anwendung der Hypnose in der Heilkunde und Erziehung erfolgreich begegnen zu können, veranstaltete der Spezialist Dr. med. Großmann eine Umfrage, deren Ergebnis in dem Buche „Die Bedeutung der hypnotischen Suggestion als

„Heilmittel“ veröffentlicht wurde. Die Gegner sollten, wie der Herausgeber betonte, sich veranlaßt fühlen, den therapeutischen Hypnotismus einer erneuten, einwandfreieren Prüfung als bisher zu unterziehen. Sie werden dann nicht mehr so leicht in die Lage kommen, wie Prof. Forel-Zürich treffend schreibt, „daß sie sich durch Unkenntnis und Ungeschicklichkeit Blößen geben, die dem ärztlichen Stande und seinem Verständnis für psycho- physiologische Vorgänge kaum zur Ehre gereichen.“ Nachdem die Ärzte Lièbeault-Nancy, Bernheim-Nancy, Azam-Bordeaux, Beaunis-Nancy ihre ausgezeichneten Erfahrungen auf diesem Gebiete zu Gunsten des Hypnotismus niedergelegt haben, finden wir ein Gutachten des Direktors der kantonalen Pflegeanstalt Rheinau (Schweiz) Dr. med. Bleuler. Derselbe behauptet, „daß nach seinen Erfahrungen eine richtig angewandte Suggestion so viel wie unser ganzer Arzneischatz wert sei“, einige wenige Mittel ausgenommen. Die Hypnose sei die beste Vorbereitung zur Erteilung von Heilsuggestionen. In der Mehrzahl der Fälle sei Suggestion allein genügend, doch oft könne man nur mit Hilfe der Hypnose zum Ziele gelangen. Bei über 1000 Hypnosen hat Bleuler nie einen Schaden angestiftet. Die Anwendung der hypnotischen Suggestion, meint er, hat volle wissenschaftliche Berechtigung. Einschränkung derselben widerspricht dem Interesse der Kranken.

Dr. Brügelmann-Paderborn betont, daß nach 20-jähriger gemeinsamer Arbeit die Suggestionstherapie zu einem Zweige unserer Wissenschaft emporgewachsen ist. Sie trägt ihre Berechtigung darin, daß sie unzählige Leiden, die allen Kurversuchen trotzten, in kurzer Zeit gebessert, ja vollkommen geheilt hat. Die Wahrnehmung betrübt Dr. Brügelmann, daß bei uns noch verschiedene hochstehende Gelehrte sich gegen die Hypnose aussprechen. Aber die Geschichte lehrt uns, daß dies zu allen Zeiten auf allen Gebieten der Wissenschaft so gewesen ist: „An einer großen Bewegung nicht selbst beteiligt gewesen zu sein, kann mancher große Geist nicht verschmerzen, weshalb er ein Gegner derselben wird." Sehr treffend bemerkt Brügelmann: „Wenn man aber seinen Mitmenschen etwas Gutes nehmen will, ohne ihnen etwas Besseres dafür geben zu können, so begeht man ein Anrecht an den Menschen und an der Wissenschaft", und das sollten sich alle die Gegner, welche gewöhnlich es nicht einmal der Mühe wert gehalten haben, das Wesen des Hypnotismus zu studieren, selbst sagen.

Da es zu weit führen würde, übergehen wir die sehr überzeugungstreuen Gutachten der Professoren

Danilewsky- Eharkow, Delboeuf-Liège und der Doktoren v. Eden und von Renterghem-Amsterdam, um uns dem Urteil des Professors Eulenburg-Berlin zuzuwenden. Derselbe ist der Ansicht, daß die Absicht vieler Ärzte, den Hypnotismus totzuschweigen, nicht von Erfolg begleitet sein werde, da die Triebkraft und Energie der mächtig aufstrebenden jüngeren Forscher und Ärzte dahin drängt, die vernachlässigten Bahnen empirisch-psychologischer und psychotherapeutischer Forschung zu betreten. Die hypnotische Suggestion habe für alle, die Fühlung mit der Zeitströmung besitzen, wohl kaum noch nötig, ihren Befähigungsnachweis zu erbringen oder um ihre wissenschaftliche Daseinsberechtigung zu kämpfen. Professor Eulenburg führt an, daß selbst ein der experimental-psychologischen Richtung so wenig geneigter Autor wie Wundt unbefangen zugestehe, daß es sich bei der hypnotischen Suggestion um einen großen Gewinn der praktischen Heilkunde, um eine wertvolle, wichtige Errungenschaft der Therapeutik handle. Wie man ohne vertiefte Kenntnis derselben noch den Mut finden kann, als Nervenpatholog gelten zu wollen, ist Professor Eulenburg unverständlich, da nach seiner Auffassung die Würdigung schwerer Nervenleiden mittels dieser Kenntnis leichter erfaßbar und dieselbe zur zweckentsprechenden Behandlung unentbehrlich ist. „Es wird sich darum handeln, ohne der Forschung theoretische Schranken setzen zu wollen, im Sinne der alten Animisten, unter Mitwirkung der erweiterten Hilfsmittel moderner Forschung — den verwickelten Fäden seelischer Einwirkung auf die Phänomene des gesunden und kranken Lebens unbeirrt nachzuspüren, und, da nun einmal mit dem Ende, mit der Psychotherapie angefangen werden mußte, wenigstens hinterdrein auf dem Wege empirischer Beobachtung und des Experiments die dazu gehörigen physiologischen und pathologischen Unterlagen zu schaffen."

Der Nervenspezialist Dr. Albert Moll-Berlin kanzelt die Gegner des Hypnotismus, die Brotgelehrten, tüchtig ab und begutachtet, daß man Schmerzen der mannigfachsten Art, für die man als Ursache anatomische Veränderungen nicht nachweisen kann, sehr häufig durch Suggestion beseitigen könne. Nächtliches Bettnässen, Ohrensausen, das von anatomischen Veränderungen nicht abhängt, nervöse Lähmung der Stimmbänder, nervöses Husten, Hautjucken usw. ist durch hypnotische Suggestion mit Erfolg geheilt worden.

Der beliebte Vorwurf, die Anwendung der Suggestion in der Hypnose müße als „unwissenschaftlich" verworfen werden, ist ebenso wenig haltbar wie die übrigen Einwände. Vielmehr darf behauptet werden, daß auch die einfacheren greifbaren Resultate der Suggestion Produkte einer wissenschaftlichen Methode sind. Durch die leichte Art, wie Anästhesie (Empfindungslähmung) und Hyperästhesie (Überempfindlichkeit) systematisch erzeugt und beseitigt, wie Schmerzen geheilt werden können usw., wird helles Licht auf das Phänomen der Anästhesie und der Hyperästhesie geworfen. Durch die Art, wie Verstopfungen und Diarrhöe durch Suggestion beseitigt oder erzeugt werden, wird der Mechanismus dieser Symptome und deren Ursache viel klarer. Durch die Heilung von Amenorrhöen (Fehlen der Menstruation) und Metrorrhagien, durch Hervorrufung und Beendigung der Menstruation zu bestimmten Lagen, Stunden, sogar Minuten, entsteht eine bestimmtere und einfachere Erklärung des Vorgangs der Menstruation. Durch suggestive Erzeugung des Appetits, des Ekels vor gewissen Speisen entstehen lehrreiche und praktisch verwendbare Ketten von Experimenten. Die Beeinflussung des Schlafes und der Träume, Erzeugung von positiven und negativen Halluzinationen und Erinnerungsfälschungen, von Willensimpulsen usw. gehören zu den interessantesten wissenschaftlichen Experimenten und finden zugleich eine Anzahl praktischer Nutzanwendungen, nicht nur in der eigentlichen Therapie von ausgesprochenen Krankheiten, sondern zum Wohle unserer Mitmenschen bei Begebnissen des täglichen Lebens. Man kann die Wache eines Wartepersonals zugleich verbessern und erleichtern, Affekte und ihre Folgen mildern, Idiosynkrasien beseitigen, Gewohnheiten und Neigungen beeinflussen, schlimme Triebe korrigieren und dadurch die Willensrichtung verbessern (den Willen stärken, indem derselbe dann den feineren und höheren Impulsen folgt!)“ (Forel.)

Es wird der Hypnose von ihren Gegnern vorgeworfen, sie führe einen Kampf gegen die Therapie. Forel erwidert darauf: „Die Therapie soll durch die Suggestionslehre nicht niedergekämpft, sondern geläutert, gekräftigt und bereichert werden! Wer dieses nicht versteht, hat von der Suggestionslehre nichts begriffen.“

Nicht nur bekämpft wurde und wird der Hypnotismus heute noch, sondern auch mißverstanden und mit dem Mesmerismus oder Lebensmagnetismus verwechselt oder richtiger identifiziert. Sehr oft werden hypnotische Versuche als „magnetische Experimente“

bezeichnet und Hypnotiseure für Mesmeristen und Magnetiseure gehalten,

Hypnotismus und Magnetismus find aber grundverschieden in ihren Ursachen und Wirkungen.

Der Arzt und Psychologe Dr. H. Spatzier erklärte in einem Vortrage über „Hypnotismus und Magnetismus" u.a. sehr anschaulich: man könne ebenso wie von „ansteckender Krankheit" auch von „ansteckender Gesundheit" sprechen. Diese letztere werde vom Magnetiseur auf den Magnetisierten übertragen und dessen Organismus dadurch so gekräftigt, daß er die Krankheit zu besiegen vermöge. Der Hypnotismus, oder besser gesagt die Hypnose, wird dadurch hervorgebracht, daß der Operateur oder Hypnotiseur die Phantasie des Patienten oder Mediums (d. h. Versuchsperson) beeinflußt, daß er dessen Erwartung und Gedanken auf die Veränderungen lenkt, die in seinem Organismus eintreten sollen und die eben darum auch wirklich eintreten. Da der Hypnotiseur den Willen des Hypnotisierten beherrscht, so kann er auch die physiologischen Funktionen des Organismus beherrschen: er erweckt die Vorstellungen jener Veränderungen, die er hervorrufen will, und diese Veränderungen treten sodann wirklich ein. —

Prof. Gustav Jäger hat die Unterscheidungsmerkmale richtig erkannt und gibt folgende Erklärung:

Bei dem Heilmagnetismus ist der wesentliche Heilfaktor der Selbstduft des Magnetiseurs, den der Patient während der Manipulation einzuatmen hat (bzw. mit den magnetisierten Objekten verschluckt oder einatmet): neben der Einatmungswirkung findet aber beim Streichen per Distanz noch eine direkte Wirkung dieses Duftes auf die Haut, die Hautgefäße und Nerven statt. Dabei will ich eine geistige Beeinflussung seitens des Magnetiseurs durch Sinnesreize nicht ganz in Abrede stellen.

Der Hypnotismus dagegen ist in erster Linie ein geistiger Vorgang und zwar so: Mit dem Anstarren eines Objektes ist eine Konzentration der Aufmerksamkeit auf das innere Sehzentrum verbunden: was eine Abziehung der Aufmerksamkeit des Geistes von den anderen Sinnes- und Muskelzentren zur Folge hat. Letztere wird noch gesteigert durch monotone Reize auf dem Gebiete der anderen Sinne. Hat nun das Anstarren lange genug gedauert, so tritt auch in diesem Sinn Ermüdung ein, der Geist hat auch hier kein Objekt mehr und zieht sich nun auch vom Sehzentrum zurück. Jetzt ist er in jene totale Abgezogenheit von den körperlichen Nervenzentren gelangt, die beim Schlaf physiologisch regelmäßig stattfindet und den Körper zu einer willenlosen Reflexmaschine macht.

Dr. Hübbe-Schleiden sieht den Unterschied von Hypnose und Magnetismus in der Verschiedenheit seiner Einwirkungen. Er sagt darüber in der „Sphinx“*): Der Hypnotismus ist keineswegs identisch mit dem Mesmerismus, obwohl beide oftmals zusammen wirken, ohne daß der Hypnotist sich dessen bewußt wird. Der Mesmerismus, welcher heutzutage von der amtlichen Wissenschaft noch bestritten wird, weil er tatsächlich auch bisher noch nicht durch exakte Untersuchungen der heutigen Wissenschaft festgestellt worden ist, umfaßt nur alle diejenigen Einwirkungen, welche auf Menschen, Tiere oder Pflanzen mittels der Lebenskräfte des Mesmeristen unmittelbar ausgeübt werden. Der Hypnotismus als solcher dagegen wirkt auf Menschen und Tiere durch deren Sinnesorgane.

Ein anderer Nichtarzt, der geistreiche Okkultist Dr. Karl du Prel meint, es wirke sowohl bei der Hypnose

* IV. Band. 21.9.87. S. 200

wie beim Magnetismus das „Od“ als eigentliche und ursprünglichste Heilkraft. Nur werde beim Magnetisieren das Od dem Körper des Magnetiseurs entnommen, während es bei der Suggestion dem eigenen Körper des Patienten entstamme, du Prel wandte sich entschieden gegen die Ablehnung des Magnetismus durch die Hypnotisten und sagte:

Es ist nämlich der Schein entstanden, als würde der animalische Magnetismus, das Od, durch die Suggestionslehre entbehrlich, und in der Tat sind zahlreiche Hypnotiseure der Meinung, Mesmer sei durch Braid abgelöst, es gäbe keinen Magnetismus, sondern nur Suggestion. — Die Fremdsuggestion als solche wirkt gar nicht. Sie wird aber zunächst vom Empfänger in eine Autosuggestion verwandelt. Damit er das tue, wird der Empfänger vorher in einen künstlichen Schlaf mit psychischer Widerstandslosigkeit versetzt. Er akzeptiert also die Fremdsuggestion, d. h. verwandelt sie in eine Autosuggestion, die nun in seinem Gehirn schon darum dominiert, weil sie als isolierte Vorstellung darin liegt. Diese Autosuggestion regt die odischen Kräfte im Organismus zur Heilung an. —

Aus diesen Urteilen geht jedenfalls klar hervor, daß es nicht angängig ist, Magnetismus bzw. Mesmerismus und Hypnose zu besprechen als sei es der gleiche Gegenstand. Der Magnetiseur braucht vom Hypnotismus nichts zu wissen und kann dennoch Erfolge erzielen; allerdings wird es ihm ebenso wenig möglich sein wie irgend einem andern Heilkünstler oder Arzt, die Suggestion auszuschließen. Sie spielt bei jedem Heilerfolge eine gewisse Rolle, wie sie ja überhaupt in unserm individuellen wie öffentlichen Leben den wichtigsten allgegenwärtigen Faktor darstellt.

Dritter Brief.

Wichtige Lehrsätze und Anleitungen. — Spezielle Ratschläge für Vortragende. — Anwendungsgebiet der Hypnose und Suggestion.

In kurzen, lapidaren Sätzen gebe ich hier nochmals zusammengesaßt alles, was der praktisch tätige Hypnotiseur und Suggestionist wissen muß. Ich bitte, diese Lehrsätze und Anleitungen nicht nur zu lesen, sondern auch zu beherzigen. Vortragende werden die Sätze nicht nur im experimentellen Teil ihrer Darbietungen brauchen, sie werden ihnen auch in einer Diskussion nützen.

1. Die Hypnose ist kein krankhafter Zustand, keine Abart der Hysterie, sondern ein physiologischer Zustand in gleicher Weise, wie der natürliche Schlaf, aus dem sie entstehen kann. Ja, es ist unzweifelhaft nachgewiesen, daß der hypnotische und der gewöhnliche Schlaf von einer und derselben Art sind, weil vom Anfang bis zum Ende die Erscheinungen bei dem einen wie bei dem andern völlig dieselben sind und das Aufhören des willkürlichen Denkens beide Zustände charakterisiert. Demnach also Schlaf plus Rapport = Hypnose. Hypnose minus Rapport = Schlaf.

2. Das Gesetz: „Jeder erwartete physiologische oder psychologische Effekt im Körper hat die Neigung einzutreten" — erklärt die Wirkungen der hypnotischen Suggestion.

3. Es gibt leicht hypnotisierbare, aber schwer suggestible Personen. Der Grad der Suggestibilität ist nicht abhängig von der Tiefe der Hypnose. Am erfolgreichsten ist die Wirkung der Suggestion im somnambulen Stadium; aber auch durch Suggestionen, die in leichteren Schlafstadien erteilt werden, kann man oft überraschende Wirkungen erzielen.

4. Der hohe Wert der Hypnose liegt in ihrer Wirksamkeit als beruhigender und kräftigender Schlaf, als Zustand erhöhter Empfänglichkeit für seelische (psychische) Beeinflussung und Einstimmung, und endlich als Zustand gesteigerten Erinnerungsvermögens, wodurch die Diagnose funktioneller Störungen erleichtert wird.

5. Es kann niemand gegen seinen Willen hypnotisiert werden, der der Aufforderung widersteht. Eine Hypnotisierung ohne den Willen des Subjekts dagegen ist möglich.

6. Hypnotisieren Sie niemand ohne seine oder der Seinen vorherige Einwilligung.

7. Auch dann führen Sie den Schlaf nur herbei in

Gegenwart einer Vertrauensperson; besonders gilt dies bei der Einschläferung weiblicher Personen.

8. Sprechen Sie vorher mit dem zu Hypnotisierenden über den Zweck der Einschläferung sowie über das Ziel, nicht über den Inhalt der in diesem Falle zu gebenden Suggestionen.

9. Berücksichtigen Sie bei allen Suggestionen die Lebensverhältnisse des Einzuschläfernden. Versichern Sie sich, daß die gegebenen Suggestionen vom Hypnotisierten auch wirklich ausgeführt werden können.

10. Schläfern Sie weibliche Personen erst dann ein, wenn sie Korsett und jedes beengende Kleidungsstück, Strumpfbänder, enge Stiefel usw. abgelegt haben.

11. Seien Sie vorsichtig bei der Auswahl der zu Hypnotisierenden. Herzleidende, Epileptische, Hysterische und andere Schwerkranke weise der Nichtarzt zurück.

12. Vermeiden Sie bei der Einschläferung durch Fixation jeden stark glänzenden Gegenstand. Lassen Sie das betreffende Hypnoskop vom Subjekt am besten selbst halten, und zwar nicht über der gewöhnlichen Gesichtslinie. Nur in Ausnahmefällen weicht man von dieser Regel ab. Es soll dadurch eine zu starke Reizung der Netzhaut sowie künstliches Schielen im Interesse

des Subjekts vermieden werden. Eine übermäßige Anstrengung der Augenmuskeln bei anhaltender Fixation ruft Kopfschmerz hervor und produziert mitunter Krampfanfälle.

13. Der hervorgerufene Schlaf hängt nicht vom Hypnotiseur, sondern vom Hypnotisierten ab; es ist sein eigener Glaube, der ihn einschlafen macht.

14. Schlafdauer und Schlaftiefe liegen in den Händen des Hypnotiseurs. Um den Schlaf zu vertiefen, wecken Sie den Hypnotisierten plötzlich, aber mit Ruhe und ohne ihn zu erschrecken und schläfern Sie ihn sofort wieder ein. Auch mesmerische Striche vertiefen den Schlaf.

15. Die Suggestion ist der Schlüssel zu allen hypnotischen Erscheinungen. Bei allen Prozeduren, die Hypnose erzeugen, ist die Suggestion das Wirksamste.

16. Viele sind leicht hypnotisierbar, aber schwer suggestibel. Auch die Tiefe des Schlafes ist nicht immer maßgebend für den Grad der Suggestibilität. Suggestion setzt, wie wir sahen, nicht einmal immer hypnotischen Schlaf voraus. Auch Wachsuggestionen erzielen tiefgreifende Wirkungen.

17. Geben Sie bei der ersten Sitzung niemals Heil- oder Erziehungssuggestionen. Gewöhnen Sie das Subjekt zunächst an die veränderte Situation.

18. Die Hypnotisierten befolgen nur sympathische oder gleichgültige Suggestionen. Anderen setzen sie Widerstand entgegen.

19. Suggerieren Sie milde und ruhig, erschrecken Sie den Schläfer nicht durch allzu eifriges oder rasches Vorgehen. Milde des Tones macht die Suggestion sympathisch.

20. Leute, die als Trance-Medien bei spiritistischen Sitzungen gedient haben, sind leicht hypnotisierbar, aber sehr schwer suggestibel. Sie sind an Selbständigkeit im Schlafe gar zu sehr gewöhnt und können einen ungeübten Hypnotiseur in Verlegenheit setzen.

21. Niemals unterbrechen Sie den Rapport. Niemals bleibe der Schläfer sich selbst überlassen. Sein Schlaf ist vom Beginn bis zum Erwecken zu überwachen, deshalb bleiben Sie in seiner Nähe.

22. Bei posthypnotischen Suggestionen sorgen Sie dafür, daß das Subjekt an der Ausführung derselben nicht verhindert werde. Widerstand eines Dritten reizt den Hypnotisierten und könnte von nachteiligen Folgen begleitet sein, für welche man mit Recht den Hypnotiseur, mit Unrecht aber den Hypnotismus verantwortlich machen würde.

23. Es gibt viele Personen, die sich einbilden, nicht geschlafen zu haben, weil sie alles hörten. Sie halten sich

selbst für Simulanten und man hat Mühe, sie davon zu überzeugen, daß sie beeinflußt waren.

24. Es kommt vor, daß Personen, welche früher mit Erfolg hypnotisiert wurden, später oft keine Empfänglichkeit zeigen.

25. Übernehmen Sie keine Behandlung, wenn Sie nicht in der Lage sind, dieselbe mit Sorgfalt durchzuführen.

26. Sorgen Sie, daß der Hypnotisierte nicht über die ihm erteilten Heil- oder Erziehungs-Suggestionen vor Abschluß der Behandlung mit dritten Personen spreche.

27. Schützen Sie den in Behandlung Stehenden durch entsprechende Suggestionen während und nach der Behandlung vor den Versuchen unbefugter Personen.

28. Nach Beendigung der Behandlung schalten Sie alle Suggestionen aus, deren dauernder Einfluß nicht gewünscht wird.

29. Zuweilen tritt Neigung zur Selbsthypnotisierung nach längerer Behandlung auf. Eine Gegensuggestion ist hier notwendig. Was durch Suggestion hervorgerufen wurde, weicht auch der Suggestion.

Einige lehrreiche Winke gibt der auf dem Gebiete der Psychotherapie sehr erfahrene und hervorragende Forscher, Sanitätsrat Dr. med. E. Gerster-Braunfels. Er sagt u. a. sehr treffend: „Kein Arzt, der ein rationeller Therapeut sein will, darf das Studium des Suggestionismus (Hypnotismus) versäumen; gehe er sonst arzneilich oder unarzneilich, allgemein oder spezialistisch, intern oder chirurgisch vor, — er kann sein therapeutisches Tun und Lassen nur dann wissenschaftlich exakt rechtfertigen, wenn er die Lehre von der Suggestion beherrscht.

. . . Um bei der Behandlung mit hypnotischer Suggestion jede Schädigung der Versuchsperson fern zu halten, müssen verschiedene Voraussetzungen erfüllt und bestimmte Regeln eingehalten werden.

30. Zu Hypnotiseuren (die den Hypnotismus zu Heilzwecken anwenden wollen. R. G.) eignen sich nur Leute, die zur psychologischen Beobachtung und Behandlung Talent und Takt besitzen und genügende psychologische und psychiatrische Vorstudien gemacht haben.

31. Die Versuchsperson muß sich z. Z. der Hypnose in suggestivem (dazu günstigem) Zustande befinden oder vom Hypnotiseur durch geeignete Einwirkung in einen solchen gebracht werden.

32. Einschläferung und Aufweckung soll nur durch verbale oder Gebärden-Suggestion erzielt werden.

33. Man beschränke sich auf die therapeutische

Suggestion, gebe diese bündig, klar und dem Verständnisse der Versuchsperson angepaßt. Alles überflüssige Experimentieren mit dem hypnotisch bzw. suggestiv zu Behandelnden sei verpönt.

34. Die Willenstätigkeit der Versuchsperson werde niemals unterdrückt. Die methodische Suggestionsbehandlung ziele vielmehr darauf ab, den Willen der Versuchsperson erzieherisch auszubilden oder zu kräftigen, so daß ihr die gegebenen Suggestionen nicht als etwas Aufgedrungenes, Fremdes erscheinen.

35. Halten Sie daran fest, daß die Indikation zur Hypnose nicht in einer klinischen Krankheitsdiagnose, sondern in der psychischen Persönlichkeit des Kranken gegeben ist. Nicht jede Krankheit aber vor allem nicht jeder Kranke ist geeignet zu hypnotischer Behandlung.

Spezielle Ratschläge für Vortragende.

36. Wappnen Sie sich, wenn Sie in die Öffentlichkeit treten, mit Selbstbeherrschung, Schlagfertigkeit, Geistesgegenwart. Meiden Sie Reizmittel (Alkohol, Tabak, geschlechtliche Exzesse), um Ihre Willenskraft zu stärken.

37. Greise, Schwernervöse, Hypochonder und Idioten weisen Sie ebenso wie Epileptiker zurück; sie eignen sich nicht zu Demonstrationszwecken.

38. Gesunde, willenskräftige, nicht nervöse Menschen sind am leichtesten hypnotisierbar. Rege, feurige Charaktere, ebenso Soldaten, Arbeiter und andere an Gehorsam gewöhnte Leute sind leicht hypnotisierbar.

39. Nur wenige Menschen schlafen beim ersten Versuch, meist sind 3—4, oft 30—40 Versuche notwendig. Bis zum 30. Jahre ist die Hypnotisierbarkeit am größten, dann nimmt sie ab. Zuweilen verliert sich früher vorhandene Empfänglichkeit vollständig.

40. Berauschte sind leicht hypnotisierbar, dennoch vermeiden Sie es, mit ihnen zu experimentieren. Niemals sollen Leute nach reichlicher Mahlzeit und reichlichem Alkoholgenuß erstmalig hypnotisiert, nie sollten Versuche in der Bierlaune oder am Kneiptisch

vorgenommen, besonders ängstliche Leute überhaupt nicht hypnotisiert werden.

41. Schweres Atmen ist auf unbequeme Stellung des Schlafenden oder auf ungünstige Temperaturverhältnisse zurückzuführen. Eine Temperatur von 18—20 Grad Celsius darf als besonders günstig bezeichnet werden.

42. Tritt Übelkeit oder Erbrechen ein, so geben Sie eine Gegensuggestion und erwecken den Schläfer. Bei Krämpfen und Ohnmachtsanfällen erwecken Sie den Schläfer nicht sofort. Bringen Sie ihn in horizontale Lage und geben ihm entsprechende Gegensuggestionen. Erst wenn die Atmung wieder regelmäßig und ruhig ist, dürfen Sie den Schlaf beendigen.

Anwendungsgebiet der Hypnose und Suggestion.

Wie bereits betont, konnten zahlreiche Krankheitserscheinungen mittels der Suggestion im Wachzustande wie in der Hypnose geheilt, andere wesentlich gebessert werden. Es sind nach den bisherigen Erfahrungen folgende Störungen für die psychische Behandlung geeignet:

Von den Psychoneurosen (Nervenkrankheiten): Hypochondrie, Zwangsvorstellungen und Empfindungen (Platzangst), Störungen des sexuellen Trieblebens (Onanie, psychische Impotenz), Alkoholismus, Neurasthenie, Zwangshemmungen, pathologische Gewohnheiten des Nervensystems, Charakteranomalien infolge fehlerhafter Erziehung, Unfolgsamkeit, Instinktschwäche (Stehltrieb), krankhafte Bedürfnisse usw.

Unter den Neurosen sind behandlungsfähig: Schlaflosigkeit, Appetitmangel, chronische Obstipation (Verstopfung), Neuralgien, Schreibkrampf, Lähmungen, Hyperaesthesien (Überempfindlichkeit) und Anaesthesien (Empfindungslosigkeit), traumatische (aus Verletzung, Verwundung zurückzuführende) Neurosen, incontinentia urinae (freiwilliger Abgang des Urins), nervöses Asthma, nervöse Sehstörungen, Genitalneurosen (nervöse Geschlechtsstörungen), spinale (Rückenmarks-) Symptome, Chorea minor., Veitstanz, rheumatische Affektionen usw.

Welchen gewaltigen Einfluß die Psychotherapie auf das Denken in der Medizin übt, zeigt Prof. Aug. Forel-Zürich, indem er darauf hinweist, wie durch Suggestion, d. h. durch den psychodynamischen Einfluß das Gehirn vermittels der Nerven alle möglichen, oft schwere Krankheiten beseitigt, oder wie solche auf gleichem Wege unbewußt erzeugt werden können; wie Menschen durch Autosuggestion krank werden können; endlich wie Ärzte durch Wirkung der Suggestion zum irrigen Glauben an die spezifische Wirksamkeit von allerlei Heilmitteln und -methoden geführt werden, deren gemeinsamer Heilfaktor einzig und allein die Suggestion ist. Seiner Überzeugung nach mußte die Suggestionslehre informatorisch in der wissenschaftlichen Medizin wirken und uns dasjenige zeigen, was unsere Heilmethoden wirklich zu leisten vermögen, von den natürlichen, automatischen und suggestiven Heilpotenzen der Gehirntätigkeit immer schärfer unterscheiden zu lernen. Sie hat uns auch das Unheil gelehrt, das schlechte Suggestionen und Autosuggestionen anzurichten vermögen, besonders dasjenige, das bis heute durch Unkenntnis des suggestiven Faktors angestiftet worden ist. Aber auch unsern Pädagogen ist das Studium der Suggestionslehre warm zu empfehlen, da es ihnen jeden Einfluß auf das Innenleben ihrer Zöglinge gewährleistet, den sie so oft vergeblich erstreben.

Um zu verschiedenen Zielen zu gelangen, werden unsere jungen Leute in den Schulen schablonenhaft gleichförmig erzogen. Wie viele Gehirne, die in dieser engherzigen Erziehungsmethode, welche der geistigen

Wahlverwandtschaft nicht Rechnung trägt, gedrillt werden, dürften darunter ihre Aufnahmekraft erlahmt fühlen. Es wird die Aufgabe der vom Lichte der Psychologie erleuchteten Pädagogik sein, jedes Gehirn nur das hervorbringen zu lassen, dessen es fähig ist und die angeborenen Anlagen eines Jeden zu unterstützen und zu entwickeln, kurz, die Individualität erzieherisch auszugestalten. Ebenso wenig wir die ungedüngte Erdscholle zwingen können, zarte Keime des Pflanzenreichs zum fruchttragenden Baume anwachsen zu lassen, so wenig können wir jedes Gehirn zur Aufnahme des Stoffes aller Wissensgebiete erziehen.

S.60 *) Wenn ich über das Erwecken der Hypnotisierten bereits früher Aufschluß gebe als über die Herbeiführung der Hypnose, so geschieht dies lediglich, weil ich dringend wünsche, daß der Lernende nicht früher einen Einschläferungsversuch vornehme, als bis er über alle Eventualitäten aufgeklärt ist und besonders den Brief über das Erwecken seinem Gedächtnis eingeprägt hat.

Vierter Brief.

a) Die Stadien der Hypnose.

b) Das Erwecken des Hypnotisierten.*)

a) Die Stadien der Hypnose.

Wie beim Schlaf, so kennen wir auch bei der Hypnose verschiedene Stadien. Der Schläfer erklärt, er habe „in der vergangenen Nacht tief geschlafen", oder „in ruhigem, leichten Schlummer" gelegen usw. Die gleichen Erscheinungen weist auch der hypnotische Schlaf auf.

Die verschiedenen Stadien haben indessen für den Hypnotiseur nur bedingten Wert, da die Schlaftiefe nicht immer maßgebend ist für die Suggestibilität. Es gibt Schläfer, die „mit vollem Bewußtsein" schlafen, sich der gegebenen Suggestionen vollständig entsinnen können, und dennoch verwirklichen sich alle ihnen erteilten Befehle. Andererseits finden wir Tiefschlafende, die jede Suggestion zurückweisen, ohne nach dem Erwachen von ihrem Widerstande eine Ahnung zu haben.

Immerhin sind die Stadien insofern von Wert, als Redner bei Experimentalvorträgen und Praktiker bei verschiedenen Krankheitserscheinungen leichter in der Lage sind, zu beurteilen, ob eine oder die andere

Suggestion sich verwirklichen werde. Es sind von den verschiedenen Forschern zahlreiche Einteilungen getroffen worden. Die Bernheimsche Einteilung in 9 Grade ist wohl interessant, präziser aber ist die Lièbeaultsche Einteilung.

Lièbeault, der Vater der Suggestivtherapie, unterscheidet folgende 6 Grade:

1. Grad. **Somnolenz:** Schwere der Lider, Unvermögen, die Lider zu öffnen (nicht immer vorhanden), Gefühl der Müdigkeit, Bewußtsein vollkommen erhalten. — Dieser Grad kommt am häufigsten vor, besonders beim weiblichen Geschlecht.
2. Grad. **Katalepsie:** Das erhobene Glied (Arm usw.) bleibt einige Sekunden in der gegebenen Stellung und fällt dann schwankend herunter. — Die Finger behalten nicht die gegebene Stellung. Die Lider sind geschlossen, die Glieder hängen schlaff herunter. Verbindung mit der Außenwelt vollkommen erhalten, ebenso Bewußtsein und Erinnerung intakt.
3. Grad. **Drehautomatismus:** Drehbewegungen der Arme werden automatisch fortgesetzt, sobald man dem Hypnotisierten versichert, er könne nicht anhalten. — Suggestiv-Kontraktur, herabgesetzte Sensibilität.

   Die übrigen Zeichen wie in Grad 2. Bewußtsein

vollkommen erhalten. — (Die meisten Hypnotisierten versichern nach dem Erwachen aus den drei ersten Graden, nicht geschlafen, sondern die suggerierten Bewegungen „dem Hypnotiseur zu Gefallen“ ausgeführt zu haben.)

4. Grad. **Alleinige Beziehung** der schlafenden Person zum Hypnotiseur: Unempfänglichkeit für Eindrücke anderer, außer auf Suggestion durch den Hypnotiseur. Sonst wie Grad 3. Bewußtsein vollkommen erhalten.
5. Grad. **Leichter Somnambulismus:** Herabgesetzte oder erloschene Sensibilität. Suggestivhalluzinationen oft möglich. Bewußtsein getrübt, Erinnerung undeutlich. Sonst wie im 4. Grad.
6. Grad. **Tiefer Somnambulismus:** Sämtliche Symptome des 5. Grades stärker ausgeprägt. Bewußtsein ganz erloschen, völlige Erinnerungslosigkeit nach dem Erwachen.

Professor August Forel beschreibt nur drei Stadien:

1. Schläfrigkeit.
2. Unfähigkeit, die Augen zu öffnen. Gehorsam für Suggestion.
3. Somnambulismus. Verlust des Gedächtnisses.

Dr. Lloyd Tuckey unterscheidet ebenfalls drei Stadien, auch Sanitätsrat Dr. Albert Moll glaubt mit drei Stadien auszukommen, ebenso begnügen sich die ärztlichen Hypnotiseure Wetterstrand, van Renterghem, van Seden, Fontan, Gègard mit der Einteilung in drei Stadien, während Edmund Gurnay nur zwei Grade kennt.

Alle Einteilungen haben jedoch ihre Mängel und in der Praxis gestaltet sich die Sache immer anders als in der Theorie. Um jenen Mängeln abzuhelfen, hat Professor Dr. Max Dessoir eine einfache und übersichtliche Einteilung der hypnotischen Zustände getroffen. Er zerlegt dieselben in zwei Gruppen. In der ersten Gruppe zeigen nur die willkürlichen Bewegungen Veränderungen, in der zweiten Gruppe zeigen sich auch Änderungen in der Funktion der Sinnesorgane.

Nach meinen Erfahrungen ist Lièbeaults Einteilung am brauchbarsten, allerdings unter Zusammenziehung des 4. und 5. Grades, so daß man mit 5 Stadien auskommt. Wir können den 4. Lièbeaultschen Grad im 5. unter der gemeinsamen Bezeichnung „leichter Somnambulismus“ aufgehen lassen, da das Bewußtsein bei Schläfern des 4. Lièbeaultschen Stadiums nur selten vollkommen erhalten ist und die als 4. Grad geschilderten Erscheinungen in reiner Form nur bei sehr wenigen Hypnotisierten „zusammen" beobachtet werden. Wir behalten demnach die Einteilung in 5 Stadien bei.

b) Das Erwecken.

Die meisten Fehler wurden beim Erwecken der Hypnotisierten gemacht, und Unerfahrenheit wie Ungeschicklichkeit einzelner, auch ärztlicher Hypnotiseure beim Erwecken der Schläfer haben dazu beigetragen, die Hypnose in Mißkredit zu bringen. Das Erwecken soll stets auf milde Art durch Wort-Suggestion erfolgen.

Jedes Erwecken, wie es herumziehende Hypnotiseure à la Hansen, Böllert, Weltmann vornahmen, ist zu verwerfen. Hansen schrie und blies die Schlafenden an mit dem Ausruf: „puh! wach!" Kopfschmerzen und Benommenheit waren zuweilen die Folgen dieses brutalen Vorgehens.

Vergessen Sie nicht, daß ein Schläfer, plötzlich durch Schreck aus dem Tiefschlaf gerüttelt, ebenfalls zunächst benommen sein und — wenn nervös — Kopfschmerzen davontragen wird.

Haben Sie Ihre Suggestionen erteilt, so erklären Sie dem Schläfer ruhig:

„Geben Sie acht, ich werde Sie nunmehr erwecken".

„Sobald ich bis 3 (bez. bis 5 oder 10) gezählt habe, werden Sie wach sein".

„Sie werden nach dem Erwachen über die veränderte Situation in keiner Weise erstaunt sein, werden sich sehr wohl fühlen, freibleiben von Kopfschmerzen und Benommenheit, sofort völlig wach und recht heiter sein".

„Sie haben mich gehört und verstanden. Antworten Sie „ja." —

Sobald Antwort erfolgt ist: „Geben Sie acht, ich zähle 1, 2, 3." — Der Hypnotisierte wird erwachen.

Wollen Sie recht vorsichtig sein, so können Sie auch diese Suggestion noch zergliedern. Sie würde dann lauten:

„Eins. — Die Müdigkeit schwindet."

„Zwei. — Sie fühlen sich sehr erfrischt und beginnen zu erwachen."

„Drei. — Sie sind wach und fühlen sich wohl." —

Sollte es bei Bleichsüchtigen oder Schwerhysterischen ausnahmsweise einmal vorkommen, daß Müdigkeit, Schwere in den Beinen, Benommenheit usw. sich trotzdem einstellen, so schläfern Sie sofort nochmals ein und wiederholen die erteilte Suggestion langsam, aber energisch und eindringlich. Am besten tun Sie, von vornherein die Erweckungs-Suggestion zu wiederholen, bevor das Erwecken erfolgt.

Da der Hypnotisierte nicht, wie viele glauben, ein Automat ist, der sich dem Willen des Hypnotiseurs bedingungslos unterwirft, so kann es auch geschehen, daß er sich dem Erwecken widersetzt.

In solchen Fällen fragen Sie ihn zunächst, wie lange er seinen Schlaf auszudehnen wünsche und gestatten ihm eine halbe, selbst eine ganze Stunde; fordert er dagegen, wie es vorgekommen ist, einen 12—18-stündigen Schlaf, so dürfen Sie zwar annehmen, daß ein solcher Bedürfnis für ihn ist, aber aus naheliegenden Gründen ist ein derartiger Schlaf im Stuhl, im Sprechzimmer oder gar im Vortragsraume nicht zu gestatten. Sie sagen dem Schläfer daher, er müsse erwachen, werde indessen, in seiner Wohnung angekommen, sich sofort zu Bett begeben und nun die gewünschte Zeit hindurch dem Körper Ruhe gewähren.

In einzelnen, allerdings seltenen Fällen ist es vorgekommen, daß Hypnotisierte auch ungeachtet sorgfältigster Erweckungssuggestionen nicht erwachen wollten. Wenden Sie dann niemals Gewalt an, machen Sie niemals Wasseranwendungen, kalte Güsse und dergleichen; auch die von Ärzten angewandten Kampherinjektionen sind in diesem Falle zu verwerfen.

Was durch Suggestion hervorgerufen ist, wird stets auch der Suggestion weichen.

Es ist Sache des Taktes und der Routine, in solchen Fällen das Richtige zu treffen. Mir begegnete es gelegentlich eines Vortrages, daß ein Schläfer, der allen Suggestionen widerstandslos gefolgt war, plötzlich vor dem Erwachen erklärte, er werde nicht erwachen.

„Weshalb nicht," fragte ich äußerlich ruhig.

„Ich bin müde und will schlafen," erwiderte er.

„Das sollen sie, aber daheim, im Bett."

„Nein hier. Lassen Sie mich in Ruhe."

„Aber Sie müssen erwachen. Zählen Sie bis 5, dann sind Sie wach."

Der Schlafende zählte bis 4 und schlief weiter.

„Jetzt zählen Sie bis 3, dann sind Sie wach."

„Eins, zwei," zählte der Hypnotisierte, schwieg und schlief.

„Wie lange gedenken Sie hier zu schlafen?"

„Bis morgen Mittag." — Es war 10 Uhr abends.

„Gut," fügte ich. „Schlafen Sie. Aber Sie haben jetzt fürchterliche Zahnschmerzen." — Dabei stieß ich, seine Oberlippe hebend, mit meinem Taschenmesser gegen sein Zahnfleisch. Sofort nahm er die Suggestion an, und zeigte alle Zeichen lebhaften Schmerzes.

„Der Schmerz schwindet, sobald Sie erwachen."

Da öffnete der Schläfer die Augen und sah sich erstaunt im Saale um. — Die Suggestion hatte ihn überrumpelt und seinen Widerstand besiegt.

Auf Anfragen gab er an, Kellner zu sein. Er hatte die Nacht vorher und dann noch tagsüber gearbeitet, war auf dem Heimwege in den Saal geraten, wollte noch ein Glas Bier trinken und hatte sich, als die Aufforderung erging, zur Einschläferung aufs Podium zu kommen, mit den Übrigen dorthin begeben. Der Schlaf wurde nach und nach so tief, daß der Gedanke erwachen zu sollen, seinen Widerstand erregte. Genau dasselbe kann man bei stark Ermüdeten auch bei Weckversuchen aus dem gewöhnlichen Schlaf erleben. Sie wollen nicht erwachen und begegnen dem Wecker oft recht unliebenswürdig.

Der Hypnotiseur bewahre seine Geistesgegenwart und erhalte den Rapport und die Suggestibilität, dann bleibt er stets Herr der Situation.

Fünfter Brief.

Die Herbeiführung des hypnotischen Schlafes.

In meinem Buche „Der praktische Hypnotiseur"[5]) habe ich 25 verschiedene Einschläferungsmethoden beschrieben. Da die Unterrichtsbriefe in erster Linie zur Einführung in das Gebiet des Hypnotismus und besonders für Vortragende geschrieben worden sind, kann ich mich hier auf die Angabe derjenigen Einschläferungsmethoden beschränken, die am meisten gebräuchlich und für Experimentalvorträge in Vereinen oder Unterrichtskursen am besten geeignet sind.

Stets gilt es zu unterscheiden zwischen den Methoden, die gelegentlich der Abhaltung von Demonstrationsvorträgen angewendet werden sollen und solchen Methoden, die den Schlaf zu Erziehungs- oder Heilzwecken herbeizuführen besser geeignet sind. Die für Vorträge zu empfehlenden Methoden müssen die gleichzeitige Einschläferung mehrerer Personen ermöglichen, während es im andern Falle sich doch zunächst nur um eine Person handeln kann.

---

*) Reprint der 18. Auflage von 1929 gepl. durch Oldtimertools-Verlag für 2024

Der Vortragende will die Hörer überzeugen, er muß daher mehrere Versuchsobjekte zur Verfügung haben, an denen er die verschiedenen Schlafstadien und die Suggestionen demonstrieren kann. Der Pädagoge oder Heilpraktiker will lediglich die Annahme der Suggestion im Interesse des Versuchsobjektes herbeiführen. Selbstverständlich wird der Heilpädagoge oder Praktiker sich auch zeitweilig derjenigen Methoden bedienen müssen, die ich hier dem Vortragenden empfehle, wie dieser umgekehrt auch der Vollständigkeit wegen die „ärztlichen Methoden“ demonstrieren wird. Bei einzelnen Personen versagen ja alle Methoden und der Hypnotiseur wird zu Wachsuggestionen seine Zuflucht nehmen müssen.

Zu Vortragszwecken eignen sich am besten die alten Fixationsmethoden, deren es drei einander sehr ähnliche gibt und zwar:

Lafontaines Methode, die Braid zu seinen Experimenten anregte, ist die folgende: Er ließ die Person sich gegenüber auf einen Sessel setzen, fixierte sie, ließ die Hände auf ihre Knie legen, welche er zwischen seine Beine stellte; dann nahm er ihre Hände, brachte sie auf seine Knie herüber, faßte ihre Daumen, hielt sie unbeweglich fest und blickte dem Einzuschläfernden scharf in die Augen, was 10 —15, zuweilen 20 Minuten währte. Gewöhnlich schlief dann die Versuchs¬person ein. Allerdings darf nicht übersehen werden, daß Lafontaine gewöhnlich nur mit einer Dame experimentierte, die seine Reisegefährtin war. Sie nahm auch ohne Verbalsuggestion alle von Lafontaine gewünschten Stellungen ein und vollzog die von ihrem Meister „gedachten“ bzw. ge¬wollten Befehle, die ohne Zweifel vorher verabredet und geübt worden waren. Es ist sogar fraglich, ob sie überhaupt hypnotisiert war, denn Braid war nach der Schaustellung von der Echtheit des Zustandes keineswegs überzeugt.

Eine kürzere, schneller wirkende, für Vorträge ge¬eignete ist diejenige James Braids, dem eigentlich das Ver¬dienst gebührt, als erster Arzt die Bedeutung des Hypno¬tismus erkannt zu haben.

Braids Methode. Braid hielt seine Lanzettbüchse vor oder etwas über den Augen seiner Versuchsperson, befahl derselben unverwandt den glänzenden Knopf der Büchse anzublicken und ihre Aufmerksamkeit darauf zu konzentrieren. Gewöhnlich trat schon nach einigen Minuten Ermüdung und Schlaf ein. — Später ging er nach seiner eigenen Beschrei¬bung) wie folgt vor: Er nahm den Lanzettenträger zwischen Daumen, Zeigefinger und Mittelfinger der linken Hand, hielt

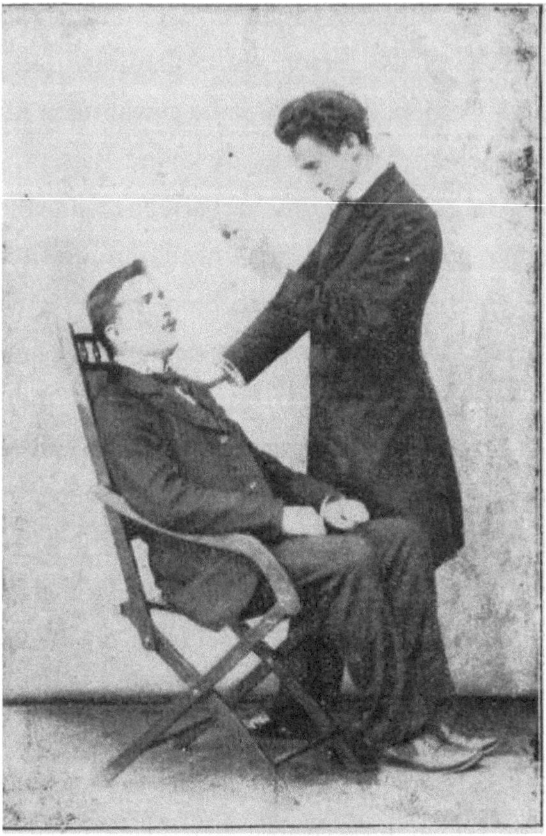

Abb. 1. Braid-Hansens Methode.

ihn 25 bis 40 Zentimeter von den Augen des Patienten entfernt, um so viel höher als die Stirn, daß die größte Anstrengung der Lider und Augen notwendig war, um den Gegenstand unverändert zu fixieren. Er machte der Person begreiflich, daß sie die Augen unverwandt auf den Gegenstand richten und den Geist nur mit der Vorstellung dieses Gegenstandes beschäftigen solle. Bei dieser Methode zogen sich die Pupillen des zu Hypnotisierenden zunächst zusammen, dann fingen sie an, sich zu erweitern und, wenn dies bis zu einem gewissen Grade geschehen war, in Schwankungen zu geraten. Sowie Braid dies bemerkte, fuhr er mit dem Zeige- und Mittelfinger der rechten Hand von dem fixierten Gegenstand her gegen die Augen; dann geschah es oft, daß sich die Lider der Versuchsperson unter Zittern schlossen. Wenn dies nicht geschah oder wenn der Betreffende eine Bewegung mit den Augen machte, ließ er ihn von neuem beginnen, wobei er ihm zu verstehen gab, daß er die Lider sinken lassen möge, sobald Braid wieder mit den Fingern gegen seine Augen fahren würde, daß aber die Augen selbst in derselben Stellung und der Geist bei der Vorstellung des oberhalb der Augen befindlichen Gegenstandes beharren müsse. (Abb. 1.)

Gilt es — wie bei Demonstrationsvorträgen — mehrere Personen gleichzeitig einzuschläfern, so empfiehlt sich die Anwendung von

Hansens Methode. Sie ist der Braidschen völlig gleich, nur wendete Hansen Glasfacetten an und ließ diese fest und unverwandt anblicken. Auch mußte der Einzuschläfernde das Hypnoskop selber halten, während Hansen magnetische Striche zog.

Kleine Glasfacetten, blitzende Knöpfe, auch Weinkorke, in deren Schmalfeiten ein Messingnagel eingedrückt wurde, sind geeignete Instrumente — Hypnoskope[6]) nennt man sie — zur Einschläferung. (Abb. 2.)

Das Hypnoskop wird von dem Einzuschläfernden

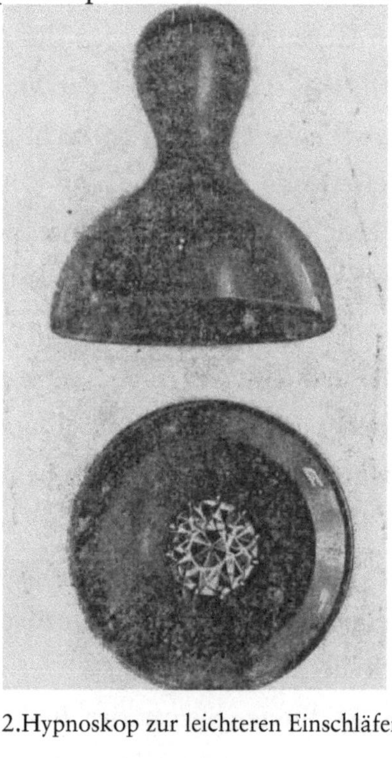

Abb. 2.Hypnoskop zur leichteren Einschläferung.

6 Geeignete handliche Hypnoskope (siehe Abb.) sind vom Orania-Verlag-Oranienburg zum Preise von 6.— Mark zu beziehen.

oder vom Hypnotiseur etwa 10 Zentimeter vom Auge, der Nasenwurzel gegenüber in Stirnhöhe — nicht höher — gehalten. Die Versuchsperson wird veranlaßt, das Hypnoskop fest anzublicken. Es wird ihr befohlen, ihre Gedanken einzig und allein auf das Einschlafen zu richten. Vorher ist ihr bereits gesagt worden, sie werde beim Anschauen des Knopfes (Hypnoskops) Schwere und Müdigkeit empfinden und bald darauf einschlafen. Gewöhnlich verwirklicht sich die Suggestion, und der Schlaf wird nunmehr durch einige Striche vertieft, die mit leicht gekrümmten Händen vom Kopf nach den Füßen des Schläfers, ohne dessen Körper zu berühren, gezogen werden.

Nunmehr versuchen Sie den Rapport herzustellen, d. h. den Schläfer zum Sprechen zu bewegen. Unter leichter Berührung des Kehlkopfes sprechen Sie etwa wie folgt:

„Sie schlafen ruhig und fest, aber Sie hören deutlich meine Stimme. Antworten Sie mit einem lauten Ja!"

Antwortet der Schläfer leise oder macht er vergebliche Anstrengungen, einen Ton hervorzubringen, so erfolgt nochmalige Berührung des Kehlkopfes und der Befehl:

„Jetzt können Sie laut und deutlich sprechen. Antworten Sie mit Ja!"

Die Antwort wird prompt erfolgen. Aber die

Suggestionen dürfen nicht in Form der Fragestellung erteilt werden, sondern stets in der Befehlsform. Also nicht etwa: „Können Sie jetzt laut sprechen!“, „Hören Sie mich?“ sondern „Sie können jetzt laut sprechen!“, „Sie hören mich!“ usw.

Ferner soll der Hypnotiseur seine Befehle nicht im Kommandoton geben, nicht schreien, sondern ruhig, fast schmeichelnd sprechen. Die Energie muß mehr in der ganzen Art der Suggestion liegen. Es gilt hier gewissermaßen mit dem „Willen“ zu sprechen, nicht nur mit den „Lippen“.

Auch mehrere deutsche Ärzte wenden diese Methode an, und es hat ein bekannter Berliner Arzt sogar eine Metallstange konstruiert, an welcher, sich eine verschiebbare Querstange mit glänzendem Messingknopf befindet. Auf diesen Knopf muß der Patient den Blick richten und den Schlaf erwarten.

Man hat diese Einschläferungsmethode vielfach bekämpft, angeblich weil sie Kopfschmerzen hervorrufe. Das aber ist nur der Fall, wenn das Hypnoskop sehr hoch — also nicht in Augenhöhe gehalten und angestarrt wird. Der Hypnotiseur sorge dafür, daß der Blick ruhig und ohne krampfhafte Anstrengung auf dem Hypnoskop ruht und daß die einzuschläfernde Person gleichmäßig atme, vor allem aber seine Aufmerksamkeit auf den Eintritt des Schlafes richte. Je ruhiger, sicherer der Hypnotiseur sich benimmt, um so ruhiger wird das Versuchsobjekt, und Kopfschmerz, Benommenheit oder Müdigkeit werden vor deren Erwecken durch entsprechende Suggestion verhütet. Jedes krampfhafte Anschauen des Hypnoskops ist zu vermeiden, wie überhaupt jeder Zwang seitens des Hypnotiseurs vom Übel ist. Gelingt die Einschläferung heute nicht, so wird sie morgen oder nach drei, fünf, zehn Tagen gelingen. Nur Geduld und — Ruhe.

Einzelne Versuchspersonen sind derart empfindlich, daß der vor ihnen stehende Hypnotiseur sie stört und das Einschlafen verhindert. In solchen Fällen empfiehlt es sich hinter dem Einzuschläfernden Aufstellung zu nehmen.

In kleineren Gesellschaften, geschlossenen Zirkeln usw. empfiehlt sich die Anwendung der

Gessmann'schen Methode. Der Hypnotiseur Gessmann beschreibt eine originelle Methode, die recht wirksam ist. Der Autor sagt darüber in seinem Werke: Ich wähle aus der Gesellschaft eine Person, welche bleich und nervös aussieht, mit schwärmenden Augen, sage ihr, daß sich in meinem Organismus eine starke Entwicklung von Elektrizität befindet, welche mich in den Stand setzt, solche Individuen zu elektrisieren, welche nicht allzu robust sind. Zum Beweise lasse ich sie mit beiden Händen zwei Finger meiner rechten Hand umfassen. Nach einigen Minuten frage ich, ob sie es fühlt. Ist sie hypnotisierbar, so antwortet sie gewöhnlich, daß sie etwas wie Ameisenlaufen am Oberkörper und Einschlafen der Arme empfinde. Ich sage dann: „Halten Sie meine Hand fest — fester — noch fester — so!" jetzt können Sie meine Hand nicht mehr loslassen!" Und so verhält es sich gewöhnlich. Durch Streichen mit meiner linken Hand über ihre Augen verstärke ich den Muskelkrampf, so daß sie selbst auf meine Aufforderung meine Hand nicht fahren lassen kann. Ein Blasen auf die Hand und die Versicherung, daß sie frei ist, löst sofort den Krampf. Durch diese Probe erhalte ich den sicheren Beweis dafür, daß die Person für wirkliche Hypnose geeignet ist, welche dann folgendermaßen bewerkstelligt wird: Ich setze mich ihr gegenüber, lasse sie die Augen schließen, nehme ihre Hände in die meinigen, so daß die vier Daumen gegeneinander gedrückt sind und bitte sie, ruhig zu sein und sich ohne Widerstand der eintretenden Neigung zum Schlaf hinzugeben. Wenn sie eingeschlummert — gewöhnlich innerhalb 2 bis 10 Minuten — vertiefe ich den Schlaf mit einigen Strichen über Kopf und Brust und versuche, die Schlafende zum Sprechen zu bewegen, was leicht gelingt, wenn ich die eine Hand auf ihren Kopf lege und mit der anderen eine ihrer Hände fasse und halblaut frage: „Hörst Du mich?" Oft muß diese Frage vier- und fünfmal wiederholt werden, ehe ich eine sehr leise Antwort erhalte. Nun ist der Zeitpunkt gekommen, weitere Experimente zu machen; doch muß man beim ersten Versuch hier anhalten, um die Patienten nicht zu ermüden. —

Ich selbst habe mich der verschiedensten Methoden bedient, mir indessen im Laufe der Zeit eine Art der Einschläferung angeeignet, die von meinen Schülern als

Gerlings Methode bezeichnet wurde.

Meine Methode ist weniger einfach, führt aber sicherer zum Ziel; allerdings ist stets nur eine Person auf diese Weise einzuschläfern.

Ich lasse die zu hypnotisierende Person in einem Stuhle (Armstuhl, Fauteuil, Triumphstuhl, Sofa) bequem Platz nehmen (am besten mit dem Rücken gegen das Licht gekehrt oder in künstlich verdunkeltem Zimmer) und fordere mit milder, eintöniger Stimme auf, genau auf meine Worte zu achten und den Schlaf zu erwarten, dabei aber meine Augen zu fixieren. In einzelnen Fällen (besonders bei Neurasthenikern) bitte ich das Schlucken zu unterdrücken, da dies den Eintritt der Hypnose beschleunigt. Nun lege ich meine Hände leicht auf die des zu Hypnotisierenden und suggeriere ihm erst Wärmegefühl in seinen Handrücken, dann Schwere in den Gliedern, erhebe dann langsam unter fortgesetzter Fixation seiner Augen meine Hände und ziehe langsam Striche vom Kopf bis zur Magengegend, wobei ich nach Bernheim- Lièbeaultscher Methode weitere Schlafsuggestionen gebe und etwa folgende Sätze spreche:

„Denken Sie nur an das Einschlafen und hören Sie auf das, was ich Ihnen sage!"

„Zunächst werden Sie eine Wärmeempfindung in den Händen haben."

„Nun werden Ihre Arme und Beine schwer." „Das Schweregefühl ergreift den ganzen Körper." „Ihre Augen ermüden, die Lider werden unruhig und blinzeln."

„Eine allgemeine Müdigkeit befällt Sie."

„Die Arme und Beine werden gefühllos."

„Das Auge tränt, der Blick ist trübe."

„Jetzt schließen Sie die Augen."

„Sie können dieselben nicht mehr öffnen."

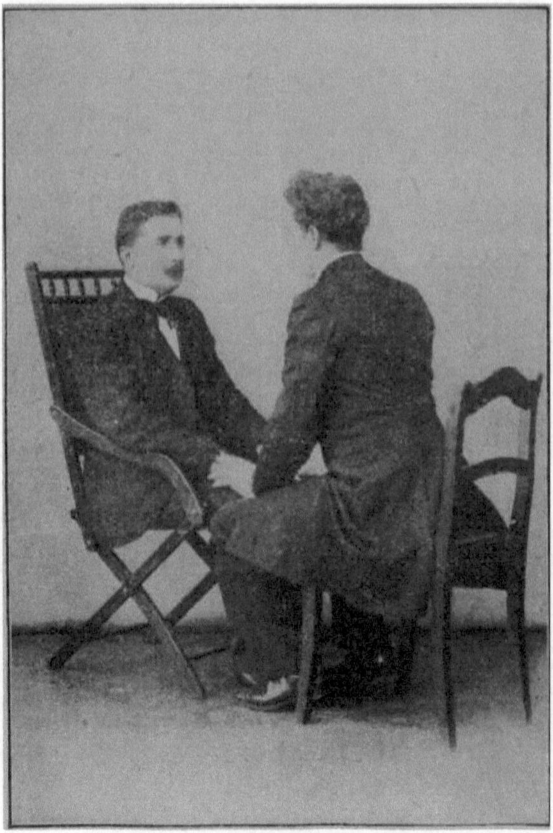

Abb 3. Gerlings Methode I.

Abb. 4. Gerlings Methode II

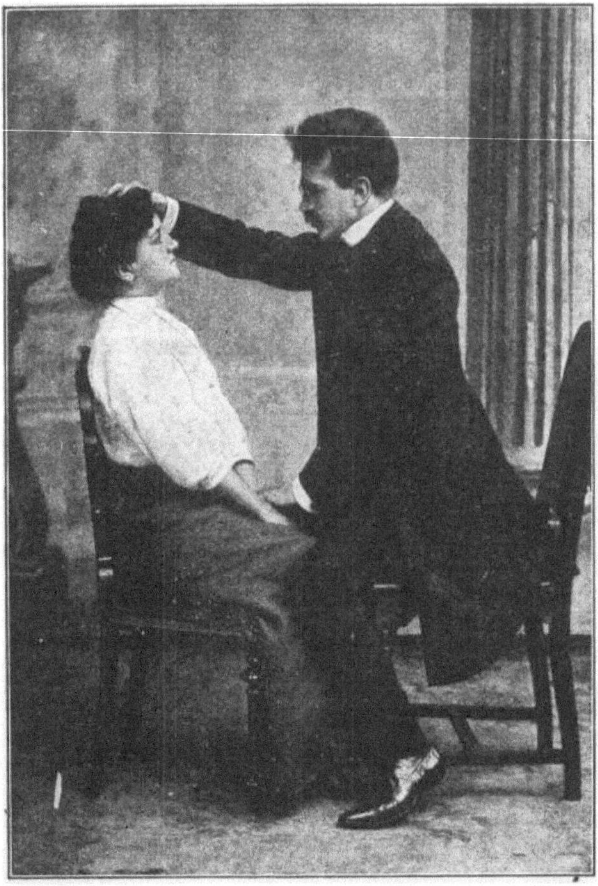

Sobald sich Müdigkeit zeigt, lege ich unter fortdauernder Fixation und Suggestion meine rechte Hand leicht auf den Kopf der Versuchsperson, ziehe die Stirnhaut etwas hinunter, um in ihr das Gefühl der Schwere in den Augenlidern hervorzurufen und drücke dann langsam die Augen zu. Ein leichter Druck auf die Augäpfel, gleichzeitig folgt bestimmt aber ruhig die Suggestion: „Jetzt schlafen Sie ein," und der Zweck ist erreicht. (Abb. 3 u. 4.)

Die einzelnen Sätze werden ruhig, milde, halblaut aber bestimmt gesprochen und nach jedem Satz wird eine Pause von 15—20 Sekunden gemacht.

Die Versuchsperson muß bis zur Einschläferung fortwährend auf den Schlaf hingelenkt werden, so daß sie den Eintritt desselben erwartet. Es wird sich deshalb empfehlen, die ganze Suggestion schon vorher einmal, d. h. sobald die Versuchsperson Platz genommen, zu erteilen. Etwa so: „Ich werde Sie nunmehr hypnotisieren. Sobald ich Ihre Hände ergreife und Sie fest ansehe, werden Sie eine Wärmeempfindung haben, sodann wird sich ein Gefühl der Schwere einstellen, diesem folgt lebhafte Müdigkeit und Sie werden ein starkes Schlafbedürfnis verspüren. Leisten Sie keinen Widerstand, Sie werden sich durchaus wohl befinden und mir für den Versuch dankbar sein." —

„Haben Sie mich wohl verstanden?“

„Ja.“

„Gut. So beginnen wir.“

Dabei legt der Hypnotiseur die Hände des Einzuschläfernden auf dessen Kniee und seine eigenen Hände sodann leicht auf die der Versuchsperson.

„Nun geben Sie acht. Denken sie nur an das Einschlafen und hören Sie auf das, was ich Ihnen sage“ usw. usw. wie oben.

Als weitere wirksame Einschläferungsmethoden kommen in Betracht:

Die Magnetische Methode.

Auch durch einfache Streichungen (Abb. 5) und den ruhigen Befehl, den Schlaf zu erwarten, kann man einzelne Personen einschläfern. Diese Methode eignet sich zur Anwendung bei Kindern und sehr nervösen Erwachsenen. Es sind 20 bis 100 Striche erforderlich, die langsam vom Scheitel über das Gesicht und den Körper gezogen werden, ohne den Körper zu berühren. Jeder Strich dauert vom Kopf nach dem Unterleib 7—8 Sekunden. Die Finger sind ½ bis 1 Zentimeter vom Körper der Versuchsperson entfernt.

Eh. Richets Methode besteht darin, daß der Operateur einfache Striche mit warmen Händen vom Scheitel bis zur Magengegend des Subjekts zieht. Richet zieht diese Methode allen anderen vor und meint, in 10—15 Minuten schlafe der größere Teil seiner Patienten. (Siehe Abb. 5.)

Die Wirkung dieser Striche wird selbst von den entschiedensten Gegnern des „animalischen Magnetismus“ (wie A. Moll) nicht bestritten, und Richet selbst neigt zu der Annahme, daß das Element der Suggestion nicht alle Resultate erklären könne. Auch Dessoir meint, daß noch ein Restchen übrig bleibe, und so wird wohl über kurz oder lang die Erklärung der Magnetiseure, d. h. der Mesmeristen, auch von der Wissenschaft akzeptiert werden, die ja unsichtbare Ausstrahlungen aus dem lebenden Körper nicht bestreitet.

Die folgenden Methoden sind mehr als Laboratoriums-Methoden zu betrachten, doch eignen sie sich auch ausnahmsweise zur Vorführung in größerem Kreise.

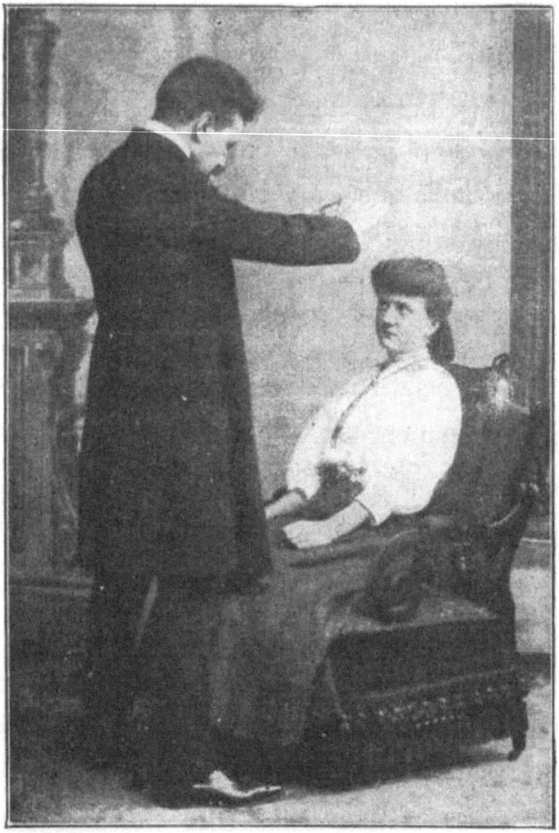

Abb. 5. Magnetische Methode. Einschläferung durch mesmerische Passes.

Bernheims Methode. Professor Bernheim hypnotisiert in folgender Weise: Nachdem der Patient über den Zweck der Prozedur belehrt ist, läßt der Experimentator ihn eine zum Schlafen geeignete Stellung einnehmen und einen über der Nasenwurzel gehaltenen Finger fixieren. Die Vorstellung des Patienten wird nun auf den Eintritt des Schlafes gerichtet.

a) „Denken Sie an nichts als an das Einschlafen."
b) „Ihre Augen ermüden, die Lider blinzeln."
c) „Eine allgemeine Müdigkeit überkommt den Körper."
d) „Die Arme und Beine werden gefühllos."
e) „Das Auge tränt, der Blick ist trübe."
f) „Jetzt schließen Sie die Augen."
g) „Sie können dieselben nicht mehr öffnen."
h) „Sie schlafen ein."

Dr. Lièbeaults Methode. Dr. Lièbeault legt die Hand auf die Stirn des Patienten, drückt dann langsam dessen Augen zu und macht die gleiche Suggestion wie Bernheim (unter Fortlassung der Sätze b, e, f, g), wobei seine Stimme nach und nach leiser und ruhiger wird.

In neuerer Zeit haben die Nancy-Professoren ihre Methode ein wenig geändert und Lièbeault berichtet darüber:

„Während der sich unserer Einwirkung Unterziehende — und das ist stets ein Kranker — seine Augen unbeweglich auf die unseren richtet und dadurch seine anderen Sinne gegen äußere und sogar innere Eindrücke abschließt, während sein Gehirn bereits träge und zur Aufnahme unserer Suggestionen geeigneter wird — denn man ist sogar schon im Wachen suggestibel —, reden wir ihm nachdrücklich vor, nur an Einschlafen und Gesundwerden zu denken; wir kündigen ihm die Anfangserscheinungen des Schlafes an: die körperliche Erschlaffung, das Schlafbedürfnis, die Schwere der Lider, die allgemeine Unempfindlichkeit usw., und wenn wir bemerken, daß die Lider des Betreffenden blinzeln und schwer werden, seine Augen einen erstaunten Ausdruck annehmen und die Pupillen schwanken oder sich erweitern, sprechen wir das Zauberwort aus: „Schlafen Sie!" Wenn nach diesem Befehl die Lider sich noch nicht schließen, wiederholen wir dieselbe Litanei von Versicherungen nötigenfalls noch mehrere Male und drücken dann endlich mit unserem schon im Voraus zu den Seiten der Augen gehaltenen Daumen die oberen Lider zu, während wir mit den gleichen Suggestionen fortfahren. Fast immer schließen sich bei Arbeitern, Bauern, Kindern und früheren Soldaten, die sämtlich an Gehorsam gewöhnt sind, die Augen von selbst, sobald wir das Wort: „Schlafen Sie!" aussprechen.

Haben wir aber nach Verlauf von ungefähr einer Minute das erwartete Ereignis nicht erzielt, so verschieben wir die Hypnotisierung auf den nächsten Tag. Fast immer verfallen durch tägliche Übung nach mehreren Tagen unsere Kranken in wenigen Sekunden in irgend einen Grad des Schlafes und geraten sehr bald in immer tiefere Schlafzustände. .

Sanitätsrat **Dr. Gerster** in Braunfels wendet eine sehr empfehlenswerte Art der Einschläferung an, die er wie folgt beschreibt: „Sehr wichtig ist es, den ersten Versuch der Hypnose nur zu unternehmen, wenn der Patient in geeigneter (suggestiver) Stimmung ist. Erregbaren Naturen und solchen, die in höchster Spannung der Dinge warten, die da kommen sollen, suggeriere ich in der ersten Sitzung selten Schlaf, da sie durch allzu gespannte Aufmerksamkeit auf die ihnen ungewohnte Situation verhindert sind, die gegebene Idee plastisch umzusetzen, d. h. die Allosuggestion in Autosuggestion zu übertragen. Ich begnüge mich damit, sie bequem zu lagern und ihnen zu empfehlen, eine Zeitlang mit geschlossenen Augen bewegungslos liegen zu bleiben, während ich die Hand auf ihren Kopf lege oder mesmerische Striche mache. Haben sie sich einmal an die fremdartige Situation gewöhnt, so kann später die Schlafsuggestion und die therapeutische Suggestion dazu kommen.

Will der Lernende durchaus den hypnotischen Schlaf herbeiführen, so empfehle ich zum Schluß noch eine Methode, die zwar beschwerlich und umständlich erscheint, aber fast in allen Fällen zum erwünschten Ziele führt, nämlich die Überleitung des natürlichen Schlafes in den hypnotischen Schlaf mit Suggestibilität.

Professor Bernheim sowohl wie Lièbeault betonen einigen anderen Forschern gegenüber die Identität des hypnotischen mit dem natürlichen Schlaf. Ist aber der natürliche Schlaf gleich dem hypnotischen, so muß der Schläfer auch für Suggestionen empfänglich sein. Das ist tatsächlich der Fall, man hat nur nötig, den Rapport herzustellen:

Nähern Sie sich dem Schläfer mit Vorsicht, prüfen Sie die Tiefe des Schlafes und vertiefen diesen nötigenfalls durch mesmerische Striche. Sodann sprechen Sie halblaut zum Schläfer (am besten gegen die Magengrube), doch sanft und mit Ruhe, damit die Schallwellen nicht ein spontanes Erwachen hervorrufen.

Vorerst suggerieren Sie tiefen Schlaf etwa wie folgt:

„Sie schlafen ruhig und tief. Der Schlaf wird fest, Sie können nicht erwachen, aber Sie hören ganz deutlich meine Worte."

Erfolgt nicht gleich ein „Ja", so wiederhole man

die Suggestion, vermeide es indessen, den Namen des Schläfers zu nennen.

Sobald nun der Schläfer „ja" — „hm" — „was denn" usw. antwortet (oft genügt ein unverständliches Gemurmel), ist der Rapport hergestellt und man gebe halblaut, jedoch energisch und klar seine Suggestion.

Diese Methode ist sehr zuverlässig und empfehlenswert, da sie bei einiger Übung und Ruhe nur selten versagt.

Oft erfolgt auch trotz größter Vorsicht plötzliches Erwachen, bevor der Rapport hergestellt ist. Dann sehe man vorläufig von weiteren Versuchen ab und gehe erst am nächsten Abend (bzw. Nacht) wieder ans Werk.

Wer Ruhe und Geduld besitzt, wird in fast allen Fällen Erfolge erzielen, am leichtesten und schnellsten bei Kindern; allerdings sind auch hier bisweilen mehrere Versuche notwendig.

Die zuletzt beschriebene Methode der Einschläferung empfiehlt sich auch zur Anwendung bei Blinden, da hier eine Beeinflussung des Gesichtssinnes zum Zwecke der Herbeiführung des Schlafes nur selten möglich ist. Versagt die Methode aus irgend einem Grunde (besonders bei Hysterischen und Hypernervösen ist dies nicht ausgeschlossen), dann verstopfen Sie das eine Ohr des zu Hypnotisierenden mit Watte und halten an das andere freie Ohr eine nicht zu stark tickende Taschenuhr. Vorher suggerieren Sie, daß das eintönige Ticken der Uhr starke Müdigkeit und schließlich Schlaf hervorrufen werde. Auch mehrmalige Wiederholung einer eintönigen Melodie (Klavier oder Spieluhr) begünstigt den Eintritt des Schlafes.

Vielfach ist auch die Anwendung hypnotischer Mittel in Form von Haschisch und Äther empfohlen worden, und ich selbst habe mich dieser Mittel in verzweifelten Fällen auf ausdrücklichen Wunsch von Patienten einige Male bedient*) Ich betone jedoch, daß in solchen Fällen jene Mittel nicht als „Heilmittel", sondern lediglich zur einmaligen Herbeiführung des Schlafes angewendet worden sind, während die „Heilung" durch Suggestion erfolgte.

Stets habe ich die Ansicht vertreten, daß wir durch Suggestion bzw. durch psychische Mittel — allerdings oftmals erst nach zahlreichen Versuchen — auch zum Ziele kommen und ich freue mich, daß diese Anschauung auch von medizin- ärztlichen Hypnotisten vertreten wird. In der Gesellschaft für „Hypnologie und Psychologie" zu Paris hielt Dr. Charpentier einen Vortrag über das Thema: „Ein Verfahren zur Herbeiführung

---

*) Handbuch der Hypnotischen Suggestion. Neuauflage bei Oldtimertools-Verlag für Anfang 2025 geplant

tiefer Hypnosen bei nicht empfänglichen Personen" und führte, wie Dr. med. Freudenberg-Dresden mitteilt, aus, daß es ihm stets gelungen sei, somnambulen Zustand bei sonst nicht empfänglichen Personen herbeizuführen, wenn er sie 2—3 Minuten lang etwa 30—40 Gramm Äther vermittelst der Maske einatmen ließ.

Hier aber traten ihm andere Ärzte entgegen und zwar erwiderte Prof. Bérillon:

„Auch ich habe in meiner Klinik die Wirksamkeit verschiedener Substanzen als Hilfsmittel zur Erzeugung der Hypnose und Suggestion erprobt, besonders das Chloroform, das Bromaethyl, das Stickstoffoxyd, das Morphium, das Chloral und die Bromidia, ich bin aber ganz davon abgekommen und verbanne derartige Mittel zur Zeit systematisch aus meiner Praxis. Denn Chloroform z. B. ist gefährlich und zwar selbst in ganz kleinen Gaben. In der Tat, schon ganz beim Beginn, selbst bei der allerersten Einatmung, kann ein Hemmungsreflex eine tödliche Synkope (Zusammenbruch) herbeiführen. Träte aber ein solches fatales Ereignis ein, so würde man nicht verfehlen, zu sagen, daß dieses Medikament ohne hinreichende Anzeige dargereicht worden sei. Unsere Aufgabe ist es, ganz und gar mit psychischen Mitteln zu arbeiten. Ist auch eine Hypnotisation langwierig und schwierig, so dürfen wir uns dadurch keineswegs entmutigen lassen; die Kranken müssen mit dem Heilverfahren bekannt werden, sich darauf vorbereiten und sich in dasselbe einarbeiten. Eher würde ich mir den Gebrauch eines hypothetischen Anaesthetikums gestatten wie des Acetals, eines Körpers, der sich durch seinen starken Geruch auszeichnet, in physiologischer Hinsicht aber vollkommen harmlos ist."

Zum Schlusse sprach Professor Magnin, wie folgt: „Auch ich bin vollkommen der Ansicht, daß aus der hypnotischen Praxis jedes Medikament zu verbannen ist, welches die Gefahren der Toxikomanie mit sich bringt. Man behauptet zwar gegenwärtig, die Hysterie durch eine bis zur operativen Bewußtlosigkeit getriebene Ätherisation geheilt zu haben; man hat so aber nur Ätheromanen geschaffen. Früher rühmte in der Pitié (Pariser Krankenhaus) ein Hospitalarzt die Morphiuminjektionen als Heilmittel gegen Hysterie und einige Zeit danach stellte er eine seiner Hysterischen der anatomischen Gesellschaft als Beweisobjekt für Morphiomanie vor."

Ich kann dem Laien nicht dazu raten, sich narkotischer Mittel — wären es auch die harmlosesten — zu bedienen. Wo sich die Hypnose nicht auf die oben beschriebene Weise hervorbringen läßt, verzichte der Laie auf weitere Versuche, die ihn selbst und den Hypnotismus in ein übles Licht bringen könnten.

Sechster Brief.

Ein Vortrag über Hypnose und Suggestion mit Demonstrationen.

Für viele Hypnotiseure bedeutet bei aller Begabung und Redegewandtheit der Aufbau eines Vortrages über das Wesen und die Bedeutung des Hypnotismus und der Suggestion, eine Klippe, die sie nicht zu umschiffen vermögen.

Aus diesem Grunde biete ich dem Interessenten einen kurzen, packenden Vortrag, der anfänglich abgelesen, später mit Hilfe der angegebenen Stichworte aber frei gehalten werden kann.

Der Vortrag zerfällt in zwei Teile, von denen der erste die theoretischen Erörterungen, der zweite die Demonstrationen umfaßt. Durch ministerielle Verordnungen, die von ärztlicher Seite veranlaßt wurden, ist in vielen deutschen Ländern die öffentliche Vorführung von Experimenten wesentlich eingeschränkt und untersagt worden. Wohlgemerkt, die öffentliche Vorführung von Experimenten. Experimente in geschlossenen Vereinen werden von diesen Verboten nicht betroffen. Die Vorträge selbst, also deren theoretischer Teil, können in Deutschland nicht untersagt werden. Es ist somit auch ein öffentlicher Vortrag mit erläuternden Lichtbildern oder kinematographischen Vorführungen gestattet, Experimente dagegen dürfen nur in geschlossenen Gesellschaften oder Vereinen vorgenommen werden. Da sich aber sehr viele Vereine für die Materie interessieren, findet der Hypnotiseur überall einen geeigneten Wirkungskreis.

Der Titel des Vortrages lautet:

Der Hypnotismus und seine Bedeutung für die Heilkunde und Erziehung.

Sehr verehrte Anwesende!

Wohl kein Gebiet des menschlichen Wissens wird vom Laienpublikum mehr verkannt, als das des Hypnotismus und der Suggestion, über das zu sprechen ich heute die Ehre habe.

Von einem Teil des Publikums wird der Hypnotismus noch immer als gar nicht vorhanden verworfen; von einem anderen werden die vollkommen natürlichen Erscheinungen der Hypnose als Ergebnis übersinnlicher Kraftwirkungen angesehen. Vor noch gar nicht langer Zeit wurden die Hypnotiseure selbst von gebildeten Leuten als Betrüger erachtet, oder aber als Betrogene verspottet. Die Zeiten haben sich geändert, da das dunkle Gebiet mehr und mehr erforscht worden ist. Noch aber sehen viele die hypnotischen Erscheinungen mit Mißtrauen an und halten die Einschläferung für gefährlich. Es soll daher heute meine Aufgabe sein, diese Bedenken zu zerstreuen, und ich hoffe, die verehrten Zuhörer zu überzeugen, daß der

Hypnotismus auf ganz gefunden Grundlagen beruht, völlig ungefährlich, dagegen sehr wertvoll ist.

Wenn auch infolge der Forschungen ganz bedeutender Männer in den letzten Jahren, nach dem Auftreten des dänischen Magnetiseurs Carl Hansen, die für magnetische Phänomene gehaltenen Erscheinungen der Hypnose anerkannt worden sind, gibt es doch merkwürdigerweise eine noch viel größere Anzahl wissenschaftlicher Ärzte, die sich dem Hypnotismus gegenüber ablehnend verhalten, soweit derselbe als Heilfaktor in Frage kommt.

In den letzten Jahren wurde das allgemeine Interesse für den Hypnotismus leider immer nur durch sensationelle Zeitungsberichte rege erhalten, und wenn diese auch mehr gegen als für die Sache einzunehmen vermochten, so hatten sie doch das eine Gute, Fernstehende davon zu überzeugen, daß es überhaupt hypnotische Phänomene gibt. Man staunt diese an und preist unsere Zeit, die so bedeutende neue Entdeckungen hervorgebracht hat.

Geschichte

Aber der Hypnotismus ist keineswegs neu, sondern uralt, so alt wie das Menschengeschlecht.

Dort, wo uns die ältesten Überlieferungen im Stich lassen, führt uns die Keilschriftliteratur der Länder am Euphrat und Tigris hinaus in eine graue Vorzeit, aus der jede andere Überlieferung erloschen ist und zeigt uns, daß das älteste Kulturvolk der Erde, die Akkadier oder Sumerer, ein Volk, daß etwa 7000 Jahre v. Chr. Geburt sich bereits auf einer hohen Kulturstufe befand, ein Volk, das 3000 Jahre v. Chr. schon wieder vom Erdboden verschwunden war, den Hypnotismus kannte und in genau derselben Weise anzuwenden verstand, wie dies auch heute geschieht.

Sumerer

Inder

Ebenso kannten die Inder von jeher den Hypnotismus. Schon die älteste Sanskrit-Urkunde, Manus Gesetzbuch, enthält genaue Schlafeinteilungen. Es ist da die Rede von Wachschlaf, Traumschlaf und von einem Wonneschlaf: Einteilungen, die unseren modernen ziemlich genau entsprechen.

Ägypter

Von den alten Ägyptern ist bekannt, daß ihre Priester, die gleichzeitig Ärzte des Volkes waren, den Kranken glänzende Metallscheiben vor die Augen hielten und dadurch einen Schlaf zu erzeugen vermochten, der die Heilung herbeiführen sollte. Sicher haben wir es hier mit den Anfängen der auch heute noch geübten Fixationsmethode der Einschläferung zu tun.

Griechen

Später begegnen wir dem Hypnotismus auch bei den alten Griechen unter dem Namen des Tempelschlafs. Die Kranken, welche die Tempel des Apollo und Asklepios aufsuchten, wurden nach längeren Vorbereitungen, die in Bädern, Waschungen und einer bestimmten Diät bestanden, von den Priestern im Innern der Tempel in einen schlafähnlichen Zustand versetzt, in dem ihnen angeblich der Heilgott erschien und im Traume die Mittel zeigte, die ihre Genesung herbeizuführen vermochten.

Älteste Schlaferzeugung

Der Schlaf wurde auf mannigfache Weife erzielt; daß auch ähnliche Methoden wie die heutigen zur Anwendung kamen, geht aus einer Stelle hervor, die sich in den Sentenzen des Weisen Solon findet. Die Stelle lautet in der Übersetzung ungefähr:

Großes Übel ist von geringem Schmerz gekommen,

Vergeblich hat man lindernde Mittel gereicht.

Aber wer schwer gequält von arger, satanischer Krankheit Mit den Händen berührt wird, der ist plötzlich gesund.

Rom Auch bei vielen anderen alten Kulturvölkern finden sich Beweise für eine genaue Kenntnis der Hypnose und ihrer Wirkungen.

Plotin
Olympius So berichtet der römische Dichter Porphyrius aus dem zweiten Jahrhundert v. Chr., daß die Philosophen Plotinus und Olympius einen wissenschaftlichen Streit miteinander auszufechten hatten; Plotin forderte den Olympius „auf magische Künste heraus", und in Gegenwart der beiderseitigen Schüler sollte dieser merkwürdige Kampf zum Austrag gebracht werden. Plotin trat an den Olympius heran, blickte ihm mehrere Minuten lang scharf und durchdringend in die Augen und sagte dann laut, so daß es die Umstehenden hören konnten:

„Seht, nun zieht sich des Olympius Leib wie ein Geldbeutel zusammen," Olympius fühlte den Schmerz und gestand, daß Plotinus größere Geisteskraft besitze als er selbst. — Ohne Zweifel handelt es sich hier um eine Suggestionswirkung.

Paracelsus Auch erzählte späterhin der bekannte Arzt des Mittelalters Theophras Paracelsus ab Hohenheim, die Mönche im Kloster Ossiach in Kärnten hätten Kranke dadurch geheilt, daß sie dieselben glänzende Kristallkugeln anblicken ließen. Die Kranken wären gewöhnlich in tiefen Schlaf versunken, und dieser habe die Genesung gebracht.

Inquisition

Später, als allerorten in Deutschland und Frankreich die Scheiterhaufen der Inquisition aufflammten, geriet diese Form der Heilkunst zum Teil in Vergessenheit, denn alle jene, welche sie auszuüben verstanden, mußten fürchten, als Teufelsbanner und Teufelsbeschwörer verbrannt zu werden.

Gaßners Exorzismen oder Teufelsaustreibungen

Erst im Jahre 1761 hörte man wieder vom Hypnotismus, allerdings unter dem Namen Exorzismus. Ein Jesuitenpater Namens Josef Gaßner hatte sich selbst durch Autosuggestion geheilt und behandelte nun andere Patienten in ähnlicher Weise. Er hielt nervöse, besonders krampfartige Erscheinungen für Besessenheit, trieb durch einfachen Befehl die angeblichen Teufel aus und da er Erfolge hatte, verbreitete sich sein Ruf über ganz Deutschland.

Es wird berichtet, daß er in 14 Tagen 328 Kranke von schweren Leiden befreit habe. Die bedeutendsten Mediziner kamen nach Ellwangen, wo Gaßner lebte, um die Wunderheilungen kennen zu lernen, und allseitig wurden die Erfolge bestätigt. Obwohl nun auch der damals hochberühmte Professor Sterzinger die Heilungen Gaßners anerkannte, setzte er dennoch wegen Mißbrauchs des Namens Jesu und Teufelsskandal beim Bischof von Regensburg ein Verbot der Exorzismen Gaßners durch, worauf sich dieser viel verkannte aber auch viel gefeierte Mann vom Schauplatz seiner Tätigkeit zurückzog und im Jahre 1779 in tiefer Einsamkeit starb.

Wenn nun auch, wie Sie sehen, die hypnotischen Zustände und ihre Hervorrufung schon in den ältesten Zeiten bekannt waren, blieb eine systematische, wissenschaftliche Auffassung und Behandlung derselben erst dem 19. Jahrhundert Vorbehalten.

Faria

Im Jahre 1813 erst trat der Hypnotismus in ein neues Stadium. Der portugiesische Abbé Faria hatte in Indien jedenfalls bei den Fakiren und Joggis die hypnotischen Erscheinungen kennen gelernt und erklärte, es sei zur Erzeugung des hypnotischen Schlafes keinerlei Fluidum seitens des Experimentators notwendig wie man bis dahin glaubte, sondern der Schlaf würde durch eine physiologische Wirkung auf das Gehirn hervorgebracht. Die Methode Farias erregte großes Aufsehen, aber auch ihn hielten viele Mediziner für einen Scharlatan.

Lafontaine 1841; Braid

Im Jahre 1841 produzierte sich der Schweizer Magnetiseur Lafontaine in Manchester. Seinen Schaustellungen wohnte der dortige Arzt James Braid bei, welcher, um Lafontaine zu entlarven, sich mit der Untersuchung der Experimente beschäftigte. Als Versuchsobjekte benutzte er seinen Freund Walker, seine Frau und seinen Diener. Diese versetzte er, nachdem ihm durch einen Zufall bekannt geworden, daß anhaltende Fixation eines Gegenstandes Müdigkeit herbeizuführen vermöge, dadurch in Schlaf, daß er ihnen den glänzenden Knopf seiner Lanzettbüchse in Stirnhöhe, der Nasenwurzel gegenüber, vor Augen hielt. Dadurch gelang es ihm, die Versuchspersonen in einen mehr oder weniger tiefen Schlaf zu versetzen, den er Hypnose nannte, hergeleitet von dem griechischen Worte „Hypnos" (Schlaf).

Hypnos

Im Jahre 1842 ließ er sein erstes Werk über seine neue Entdeckung erscheinen. Indessen wurde Braid, obwohl er selbst schon darauf hingewiesen, daß seine Entdeckung für die Heilkunde von großem Werte sein dürfte, wenig beachtet. Gerade seine ärztlichen Kollegen überschütteten ihn mit Spott und Hohn, nannten ihn einen Scharlatan und es erschienen sogar Schmähschriften gegen diesen durchaus ehrlichen Mann.

Azam 1850 Im Jahre 1850 versuchte der Chirurg Dr. Azam in Bordeaux einige der Braidschen Experimente nachzumachen und veröffentlichte seine Resultate im Pariser Archiv für Medizin. Gleichzeitig unterwarf auch der Pariser Arzt Dr. **Lièbeault 1866** Lièbeault die Experimente einer Nachprüfung, fand sie durchweg bestätigt und veröffentlichte bereits im Jahre 1866 ein bedeutsames Werk unter dem Titel: „Der künstliche Schlaf und ähnliche Zustände". Das Werk wurde damals von der medizinischen Fakultät in Paris sehr kühl aufgenommen. Erst in allerneuester Zeit ist es entsprechend gewürdigt worden.

Liébeault ließ sich indessen durch den Skeptizismus seiner Kollegen nicht abschrecken. Nach Nancy übersiedelt, gewann er den damals **Bernheim** schon sehr bekannten Professor Bernheim für seine Methode. Dieser, selbst anfänglich skeptisch, erzielte bald die überraschendsten Erfolge, so daß er nicht umhin konnte, dieselben bekannt zu geben. Nun erst kam der therapeutische Hypnotismus zu Ehren. Im Jahre 1874 erschien Bernheims großes Lehrbuch über die Suggestion, und Nancy wurde das Hauptquartier der Hypnotherapie. **Nancy**

Deutschland, das sonst bei wissenschaftlichen Fragen an der Spitze zu marschieren pflegt, ist bei Erforschung dieser Frage am weitesten zurückgeblieben. Und als man anfing, sich mit ihr zu beschäftigen, nahm man meist die irrige Theorie Charcots auf, der in Deutschland bekannter war als die Männer von Nancy. Charcot, der nur mit Hysterischen und dazu noch in recht ungeschickter Weise experimentiert hatte war ein Gegner der Hypnose, weil er mit ihr keine Erfolge erzielt hatte. **Deutschland** **Charcot**

In unseren Nachbarländern schritt die Sache schneller vorwärts; in Deutschland dagegen wurde der dänische Hypnotiseur Karl Hansen, welcher hypnotische Schaustellungen veranstaltete, noch Ende der 70er Jahre auf medizinische Gutachten hin von der Polizei als Schwindler behandelt. Als er aber den Beweis der Wahrheit erbracht **Hansen** **Verbot** und die Sache sich nicht mehr leugnen oder durch Stillschweigen aus der Welt schaffen ließ, erwirkten die preußischen Medizinal-Deputationen, obwohl sie das Wesen und die Wirkungen der Hypnose gar nicht kannten, bei dem damaligen Minister von Puttkamer einen Erlaß, der das Hypnotisieren verbieten und damit der Bewegung ein Ziel setzen sollte.

Natürlicherweise wurde garnichts damit erreicht. Die Zeit für die Hypnose war gekommen. Die Literatur wuchs in ungewöhnlichem Maße an, es traten die Ärzte Berger, Haidenhain und Grützner in Breslau, von Krafft-Ebing in Wien u.a. für den Hypnotismus energisch ein. In Berlin waren Dr. Albert Moll und sein Freund Max Dessoir unermüdlich tätig; in München wurde der Arzt Dr. Freiherr Albert von Schrenck-Notzing zum Apostel der neuen Lehre, in Zürich erzielte Prof. Forel bedeutende Erfolge, und so sahen sich denn auch die Gegner gezwungen, wenigstens die Tatsachen an- zuerkennen. Aber sie suchten nunmehr die Ausbreitung des Hypnotismus, der sich nicht mehr leugnen ließ, mit oft recht unlauteren Waffen zu bekämpfen.

Gefahren der Hypnose

Als es nicht mehr angängig schien, den Hypnotismus einfach als Schwindel abzutun, da erfand man das Märchen von den Gefahren der Hypnose.

Obwohl der Hypnotismus in seiner heutigen Form bereits seit 50 Jahren in der Heilkunde Verwendung findet, obwohl in dieser Zeit zwei- bis dreihunderttausend Personen hypnotisiert worden sind, war doch keiner der Gegner dieser neuen Lehre imstande, auch nur einen einzigen Fall einer gesundheitlichen Schädigung nachweisen zu können. Diese eine Tatsache beweist mehr als aller Streit der Gelehrten.

Tod in der Hypnose

Man könnte vielleicht einwerfen, daß doch vor mehreren Jahren in Ungarn ein junges Mädchen in der Hypnose gestorben sei. Dieser Einwurf ist indessen nicht stichhaltig, denn Fräulein Ella von Salomon ist weder in, noch durch Hypnose gestorben. Die gerichtliche Untersuchung des Falles ergab, daß Fräulein von Salomon, die schwer tuberkulös war, an ihrem Todestage hypnotisiert werden sollte. Der Fabrikant Neukamm in Werschetz hatte sich erboten, die Hypnotisierung vorzunehmen. Aber bereits mehrere Stunden vorher war die junge Dame gestorben. Zeitungsberichterstatter haben die Angelegenheit in sensationeller Weise aufgebauscht. Es kann also nur Unwissenheit oder Vorurteil oder beides zusammen den Hypnotismus für einen Fall verantwortlich machen, mit dem er nicht das geringste zu tun hat.

Einen eigentümlichen Eindruck machten die immer wiederkehrenden Behauptungen von der Gefährlichkeit der Hypnose, wenn man sie auf ihren Arfprung prüft — sie gehen sämtlich von phantasiereichen Reportern aus.

Dieser Umstand müßte schon allein jeden unbefangenen Beurteiler stutzig machen. Wäre die Hypnose wirklich gefährlich, so müßte von den ca. 300 000 Personen, die seit Lafontaine hypnotisiert worden sind, doch einmal eine aufgetreten sein mit der Erklärung: „Ich bin hypnotisiert worden und habe dadurch dauernden Schaden an meiner Gesundheit erlitten!"

Wenn überhaupt von Gefahren der Hypnose die Rede sein kann, so liegt meiner Ansicht nach die Gefahr nur darin, daß das Publikum nicht genügend aufgeklärt worden ist.

Von Interesse dürfte es sein, darüber ein Wort von Dr. A. A. Lièbeault in Nancy, dem eigentlichen Vater des therapeutischen Hypnotismus, zu hören. Er sagt:

Vorlesen

1. Ich protestiere gegen die Hindernisse,welche die von unzuständigen Ärzten beratenen Regierungen dem Studium und der Ausübung desjenigen Zweiges der psychischen Wissenschaften in den Weg legen, der Hypnotismus, Psychotherapie usw. genannt wird.
2. Ich erkläre nach langjähriger Anwendung der hypnotischen Suggestionsbehandlung, daß dieselbe — in den Füllen, wo sie anwendbar ist und deren sind viele — der Arzneibehandlung weit überlegen ist, sie bringt keine der Gefahren mit sich, die in der letzteren liegen, und sie wirkt oft „cito, tuto et jucunde“ (schnell, sicher und angenehm). Zu Gunsten dieser Methode führe ich vierunddreißigjährige Erfahrung an mehr als 12 000 Kranken ins Feld. —

Hypnose ist Schlaf

Ähnlich lauten die Erfahrungen anderer Fachspezialisten. In Wahrheit ist die Hypnose nichts anderes als ein Schlafzustand, der am allermeisten jenem ähnlich ist, dem wir uns jede

Nacht aussetzen, ohne Schaden zu nehmen. Daß die Hypnotisierten selbst während ihres tiefsten Schlafes noch einen Rest von Bewußtsein haben und sich bewegen, sowie komplizierte Handlungen ausführen, ändert nichts an der Tatsache, denn die gleichen Erscheinungen zeigt unter gewissen Umständen auch der gewöhnliche Schlaf.

Manche Mutter wird schon beobachtet haben, daß ihr schlafendes Kind mit geschlossenen Augen sich aufrichtete, sie vielleicht küßte, auch wohl zu trinken verlangte und dann beim Erwachen am nächsten Morgen keine Erinnerung daran hatte. Und hätte die Mutter die Augenlider des Kindes emporgehoben, so würde sie bemerkt haben, daß die Pupille erweitert und der Augapfel nach oben gerichtet war — dieselben Zeichen, die auch der tiefe hypnotische Schlaf zeigt.

Stadien

Die Hypnose umfaßt ebenso wie der gewöhnliche Schlaf, eine Menge verschiedener Zustände des Nervensystems. Von einem unbedeutenden Gefühl der Schwere in den Gliedern, von jenem leichten, schlummerähnlichen Zustande, in welchem der Beeinflußte jedes Geräusch hört, bis zum Tiefschlaf, in welchem oft der größte Lärm den Hypnotisierten nicht zu erwecken vermag, gibt es zahlreiche Übergangsformen. Nicht zwei Menschen habe ich gefunden, bei denen die Erscheinungen wie die Tiefe des Schlafes völlig gleichartig gewesen sind.

Die Hypnose stellt sich lediglich dar als ein zu beliebiger oder sagen wir — ungewöhnlicher Zeit herbeigeführter Schlaf zum Zwecke der Erteilung von Suggestionen.

Suggestion

Suggestion im weitesten Sinne ist der Vorgang, wie ein Gedanke in das Gehirn eingepflanzt und von diesem aufgenommen wird.

Jede eingegebene und angenommene Idee hat das Bestreben, sich in eine Handlung umzusetzen oder mit den Worten A. Molls:

„Jeder erwartete physiologische und psychologische Effekt lm Körper hat die Neigung einzutreten."

Es ist dies das wichtigste psychologische Grundgesetz, das die ganze Suggestionslehre beherrscht.

Die Suggestion kann, wie bekannt, auch zu Heil- und Erziehungszwecken verwertet werden.

Erklärung

Das durch irgend eine Idee angeregte Gehirn setzt diejenigen Nerven in Bewegung, welche jene Idee verwirklichen sollen. Vermöge seiner Fähigkeit der Steigerung oder Hemmung kann das Gehirn die organischen Funktionen in einer den Genesungsprozeß befördernden Weise herabsetzen oder verstärken, denn es beherrscht alle Organe und deren Verrichtungen. Jeder Punkt im Organismus endigt in einer Gehirnzelle, und Verdauung, Atmung wie Blutzirkulation werden direkt von den Gehirnzentren beherrscht und geregelt.

Neigung zu glauben

Nach dem Gesagten wird es klar sein, daß jede gegebene Suggestion angenommen und so zur herrschenden Idee, zur Autosuggestion werden muß, wenn sie sich verwirklichen soll. Dies ist aber nur möglich durch die dem menschlichen Geist innewohnende Neigung, zu glauben. Im wachen Zustand ist diese Neigung beschränkt, denn unser Kritikvermögen, unsere Urteilskraft kontrolliert jede Eingebung mehr oder weniger streng und weist zurück, was ihr — sagen wir — nicht einleuchtend erscheint.

Ist diese Kontrolle des Kritikvermögens verringert, so wird die „Neigung zu glauben“ in gleichem Maße erhöht. Im gewöhnlichen Schlaf ist die Verstandestätigkeit eingeschläfert und die Einbildungskraft hat die Herrschaft übernommen. Die Kritik der aufgenommenen Eindrücke hat aufgehört, es entstehen phantastische Träume, Halluzinationen, die ebenso wie jede andere Idee eine Wirkung auf die Körperlichkeit ausüben. Man denke nur an den Angstschweiß, die Furcht, das Entsetzen infolge unangenehmer Träume.

Träume

Es handelt sich also für den Hypnotiseur darum, die Kontrolle der Urteilskraft und Aufmerksamkeit zu verringern; das geschieht eben durch die Herbeiführung jenes Schlafzustandes, den wir Hypnose nennen. Der hypnotische Instand ist somit nichts anderes als ein Zustand erhöhter Suggestibilität.

Hypnose erhöht die Suggestibilität

Es bleibt nun noch die Frage zu beantworten: „Welche Vorteile gewährt die Suggestion im Wachzustande und in Verbindung mit der Hypnose?“

Welche Krankheiten vermag sie erfahrungsgemäß zu beeinflussen?

Vorlesen

Allerlei Schmerzen, bei denen eine anatomische Grundlage nicht nachweisbar ist. (Kopfschmerzen, Magenschmerzen, Ovarie, (vom Eierstock ausgehende Schmerzen), rheumatische Schmerzen, Schlaflosigkeit.)

Hysterische Störungen, besonders Lähmungen der Extremitäten. Aphonie (Stimmlosigkeit).

Spontaner Somnambulismus (Mondsucht). Unruhige Träume.

Appetitlosigkeit.

Alkoholismus, Morphinismus, auch Nikotinismus.

Neurasthenische Beschwerden. Agoraphobie (Platzfurcht, Platzangst).

Stottern. Wetterstrand hat von 48 Stotterern 15 vollständig geheilt und 18 gebessert, einige blieben bedauerlicherweise nach kurzer Behandlung weg, weil es ihnen an

der nötigen Ausdauer fehlte. Robert Ernst in Berlin hat in zahlreichen Fällen Stottern dauernd geheilt.

Nervöse Sehstörungen,

Enuresis nocturna (nächtliches Bettnässen).

Pruritus cutaneus nervosus (nervöses Hautjucken).

Konträre Sexualempfindung (verkehrte Geschlechtsempfindung), wenn sie erworben und nicht etwa angeboren ist, was leider von der Mehrzahl aller Fälle gilt.

Ohrensausen. Schreibkrampf, (wo zentrale Ursache).

Verschleppte Fälle von Chorea (Veitstanz).

Auch sind viele Erfolge erzielt bei habitueller Stuhlverstopfung, bei lancierenden Schmerzen der Tabiker (Rückenmarksleiden, Schwindelanfällen, Gelenkrheumatismus, Ischias, Schwerhörigkeit usw.[7])

Es handelt sich demnach hier zumeist um Erscheinungen, denen die bisherige Heilkunst sehr oft machtlos gegenüber stand.

Erfolge in der Erziehung

Aber auch die Pädagogik hat in gleicher Weife Erfolge aufzuweisen. So ist es in zahlreichen Fällen gelungen, Faulheit, Lügenhaftigkeit, Naschhaftigkeit, Widerwillen gegen gewisse Speisen, Bettnässen, Nägelkauen, Stehlsucht, Unaufmerksamkeit in der Schule, Furchtsamkeit, Gelüste und Unarten verschiedenster Art, Onanismus usw. durch die hypnotische Suggestion zu bekämpfen. Es wird somit allen

Welcher Art die Behandlung ist und wie die Suggestionen redigiert werden müssen, hat R. Gerling in seinem „Handbuch der hypnotischen Suggestion" an zahlreichen Beispielen gezeigt. Reprint durch Oldtimertools-Verlag ist geplant

Eltern und Lehrern ein Mittel geboten, welches selbst in den verzweifeltsten Fällen noch Aussicht auf Hilfe gewährt.

Wer kann hypnotisieren?

Zum Schlusse sei noch bemerkt, daß zum Hypnotisieren keineswegs besondere Fähigkeiten gehören, daß diese Kunst vielmehr von jedem Menschen erlernt werden kann. Es liegt mir fern, dafür zu plädieren, daß jeder erste beste sich berufsfähig mit der Hypnose beschäftigen soll. Aber Kindern kann die Mutter oder der Vater sehr leicht im Schlaf das Bettnässen, die Lügenhaftigkeit, Naschhaftigkeit und andere Untugenden abgewöhnen und zwar schneller und sicherer, als dies im wachen Zustand möglich wäre.

Wer ist hypnotisierbar?

Ist denn nun aber jeder Mensch hypnotisierbar?

Ja, meine Damen und Herren, ich wage dies zu behaupten, es kommt nur darauf an, wie lange es dauern würde, ehe der Betreffende in dasjenige Stadium des Schlafes käme, das ihn für Suggestionen empfänglich macht. Es ist schon dagewesen, daß 40 Sitzungen und noch mehr notwendig waren, um überhaupt nur Schlaf zu erzeugen.

Man nimmt im Allgemeinen an, daß 70 bis 80 Prozent der Menschen hypnotisierbar seien, doch mit der nötigen Lust und Liebe von beiden Seiten dürfte es wohl bei allen Menschen gelingen, mit Ausnahme Irrsinniger, Idioten und Tobsüchtiger; bei diesen ist allerdings nichts zu erreichen.

Schlußwort

Soweit dies in dem beschränkten Nahmen eines Vortrages möglich ist, glaube ich Ihnen Aufschluß über das Wesen der Hypnose gegeben zu haben. Ihres mystischen Mäntelchens entkleidet, mit dem Aberglaube und Unkenntnis sie umgab, stellt sie sich dar als ein Heil- und Erziehungsfaktor von großem Wert, und da die suggestive Beeinflussung eine direkte Anregung der Lebenstätigkeit bezweckt, da sie sich gleichsam unmittelbar an die Lebenskraft wendet, so haben wir das Recht, sie als den natürlichsten Heilfaktor zu betrachten, der das alte Wort zu Ehren bringt und verwirklicht: „Nicht Medikamente heilen", sondern „medica mente" — heile mit Vernunft! —

Siebenter Brief.

Demonstrationen und Erklärungen.

(Des Vortrages zweiter Teil.)

Ist der theoretische Teil des Vortrages beendet, so schreitet der Redner nach einer kurzen Pause zum zweiten, experimentellen Teil, der etwa wie folgt eingeleitet wird.

„Ich ersuche nunmehr mehrere Damen und Herren, sich auf das Podium bemühen zu wollen, da ich beabsichtige, einige hypnotische Versuche vorzu. nehmen.“

Dieser Aufforderung werden sehr bald verschiedene, besonders jüngere Anwesende Folge leisten. Wenden Sie sich nunmehr an dieselben mit folgender Ansprache, nachdem Sie die Bereitwilligen aufgefordert haben so Platz zu nehmen, daß ihr Rücken dem Publikum zugekehrt ist;

„Ich werde Sie nun nach einer bewährten Methode in den hypnotischen Schlaf versetzen. Es liegt keineswegs in meiner Absicht, lediglich zum Amüsement des Publikums eine Schaustellung zu veranstalten, meine Vorführungen haben vielmehr den Zweck, zur

Verbreitung der Kenntnis hypnotischer Phänomene beizutragen. Ich bitte Sie deshalb, jeden Scherz während der Einschläferung unterlassen zu wollen."

„Ich wünsche nicht, daß Sie irgend etwas aus Gefälligkeit für mich tun, aber ich bitte Sie andererseits, direkten Widerstand nicht leisten sondern vielmehr sich durchaus passiv verhalten zu wollen." –

„Sie erhalten hier kleine Knöpfe (Hypnoskope), die Sie ruhig und fest ansehen sollen. Dabei werden Sie Ihre Gedanken auf den baldigen Eintritt des Schlafes richten. Sie werden sich nicht um das bekümmern, was um Sie her geschieht, sondern" (mit erhobener Stimme:) „nur den Eintritt des Schlafes erwarten."

Nunmehr gibt der Vortragende jeder Versuchsperson ein Hypnoskop in die Hand und sagt darauf sehr langsam, mit großem Nachdruck:

„Sobald Sie den Glasknopf einige Zeit fest ansehen, werden Sie eine eigentümliche Empfindung haben."

„Sie werden fühlen, das schon nach wenigen Minuten Ihre Glieder schwer werden."

„Das Gefühl der Schwere ergreift sehr bald den ganzen Körper."

„Sie ermüden, die Augenlider werden immer schwerer, die Sinne verwirren sich und Sie werden einschlafen."

„Versuchen Sie es nicht, die Augen gewaltsam aufzureißen, falls etwa Ihr Bewußtsein erhalten bleibt. Sollte Ihr Schlaf nicht tief genug sein, so werde ich Sie erwecken. Und nun bitte ich Sie (zum Publikum gewendet) um einige Minuten Ruhe. Sie aber (zu den Versuchsobjekten gewendet) um volle Aufmerksamkeit. (Nachdrücklich) **Sie müssen den Eintritt des Schlafes energisch erwarten.“**

Nun wird die Braidsche Methode angewandt, doch halten die Versuchspersonen ihre Hypnoskope selbst. (Figur 1.) Sobald einige Personen eingeschlafen sind stellen Sie den Rapport her und veranlassen die Schläfer, sich umzudrehen, so daß ihr Gesicht dem Publikum zugewendet wird.

Ersichtlich tief Schlafenden sagen Sie:

„Sie hören mich. Antworten Sie.“ —

Sobald ein Ja erfolgt:

„Ich werde Sie nun anders hinsetzen. Stehen Sie auf.“

Hierbei seien Sie dem Schläfer behilflich, führen Sie ihn wie einen Blinden, da seine Augen geschlossen sind. Sobald er sich mit dem Gesicht dem Publikum gegenüber befindet, drücken Sie ihn sanft in einen Stuhl mit der Aufforderung:

„Nehmen Sie hier Platz und nun schlafen Sie ruhig und fest bis ich Sie erwecke. Sie fühlen sich sehr wohl.“

Dasselbe Experiment machen Sie auch mit den übrigen Schläfern.

Die nicht Schlafenden ersuchen Sie, das Podium geräuschlos zu verlassen.

Erster Versuch:

Der Augenschluß.

Zunächst machen Sie das Publikum auf die verschiedenen Stadien des Schlafes aufmerksam und betonen hierbei, daß das erste Stadium, die Somnolenz, sich zu Experimenten wenig eigne, daß dagegen im zweiten Stadium, dem der Katalepsie, eine suggestive Lähmung der Lidmuskulatur möglich sei, so daß der Schläfer die Augen nicht mehr öffnen könne. (Siehe Abbildung 6.)

Zweiter Versuch.

Die Gebannten.

Sodann geben Sie die Suggestion erneut, daß eine Schwere des ganzen Körpers eintrete, daß die Schläfer nicht imstande seien, sich von ihren Sitzen zu erheben.

„Versuchen Sie, es ist Ihnen jetzt unmöglich von Ihren Sitzen aufzustehen: es gelingt Ihnen auch nicht mit Hilfe der Hände, sich zu erheben.“

Erhebt sich einer der Schläfer ungeachtet dieser Suggestion, so lassen Sie sich nicht aus der Fassung bringen, sondern erklären den Zuhörern sofort, daß hier die Suggestibilität nicht genügend sei, daß, wie ja auch im Vortrage ausgeführt

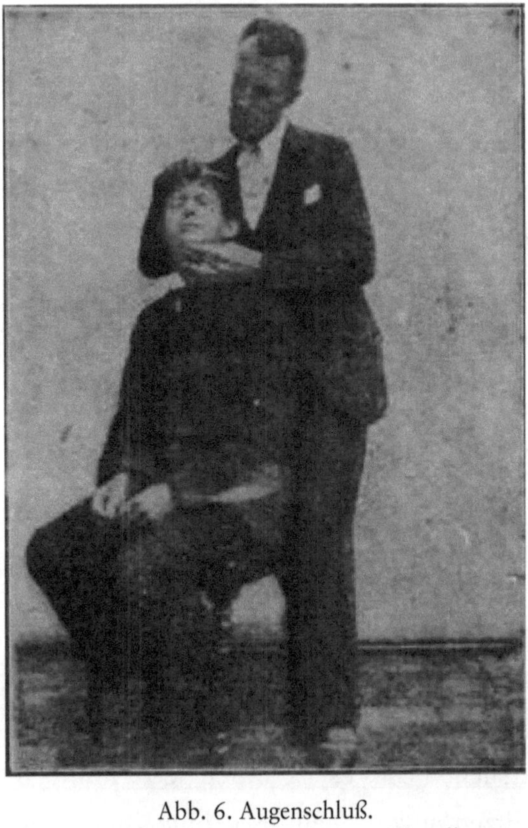

Abb. 6. Augenschluß.
Suggestion: „Sie können die Augen nicht öffnen."

wurde, dem Hypnotisierten Widerstand bei geringer Suggestibilität möglich sei, und daß gerade darin ein Beweis der Gefahrlosigkeit der Hypnose erblickt werden könne.

Dritter Versuch.

Die Körperstarre oder Katalepsie.

Bei besonders kräftigen, muskulösen Personen empfiehlt es sich, die Katalepsie der Arme und Beine, in Ausnahmefällen auch wohl einmal die Starre des ganzen Körpers (siehe Abbildung 7) herbeizuführen.

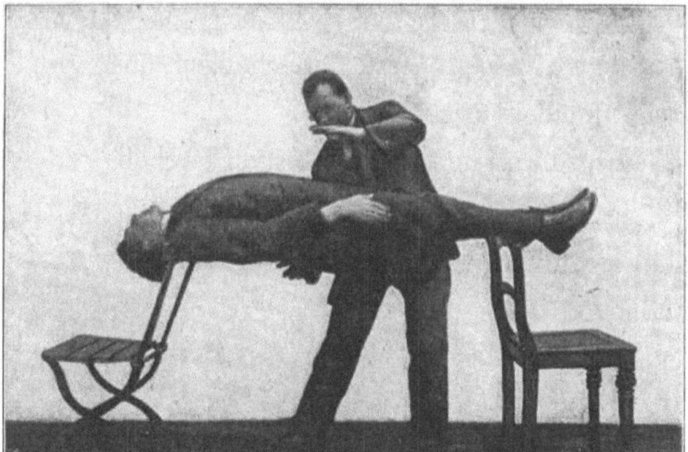

Abb. 7. Katalepsie oder Körperstarre.
Suggestion: „Ihr Körper ist starr und steif."

Es geschieht dies durch die Suggestion:

„Strecken Sie Ihren Arm aus. Sobald ich darüber hin streiche, wird der Arm vollständig steif, so daß Sie nicht imstande sind, ihn einzubiegen oder herunterzulassen.“

Sie streichen nun unter fester Berührung des Armes und der Hand über die ausgestreckten Gliedmaßen.

Die Starre des ganzen Körpers pflegt einzutreten auf die Suggestion hin.

„Geben Sie acht, sobald ich jetzt über Ihren Körper streiche, wird derselbe völlig steif, die Muskeln, besonders die Arme und Beine werden fest und hart, Sie sind nicht mehr imstande, irgend ein Glied zu bewegen. Die Tätigkeit aller inneren Organe bleibt unverändert.“

Hierauf erfolgen feste Streichungen über Arme, Beine und den Rücken.

Ebenso wird die Gegensuggestion gegeben:

„Geben Sie acht, sobald ich über Ihren Körper streiche, ist die Starre geschwunden, der Körper wieder völlig normal.“

Einige leichte Streichungen unterstützen diese Suggestion.

Vierter Versuch.

Der Drehautomat.

Nach diesem Experiment folgt dasjenige des Drehautomatismus, welches gleichzeitig den Übergang in das 3. Stadium darstellt. Es erfolgt die Suggestion:

„Geben Sie acht, Ihre Hände beginnen sich umeinander zu drehen: immer schneller drehen sich die Hände. Sie sind jetzt nicht imstande aufzuhören. Versuchen Sie es, leisten Sie Widerstand, Sie können nicht, die Hände drehen sich weiter."

Sie beginnen, hinter dem Schläfer stehend, seine Arme in Drehbewegung zu versetzen und lassen erst los, wenn Sie fühlen, daß der Schläfer automatisch das Drehen fortsetzt.

Indessen ist bei diesem Versuche insofern Vorsicht erforderlich, als die Hypnotisierten meist die Arme sinken lassen, sobald sie fühlen, daß der Hypnotiseur ihre Bewegungen nicht mehr unterstützt. Die Arme drehen sich zunächst langsamer, um endlich entweder in straffer Haltung stehen zu bleiben, oder — und das geschieht in der Mehrzahl der Fälle — wie ermattet herabzusinken. Beides läßt sich jedoch durch die Aufmerksamkeit des Hypnotiseurs leicht vermeiden. Wenn er beim Beginn der Drehbewegungen die Arme des Mediums faßt, sodann, wenn dieses sich nachgiebig erweist, die Rockärmel an den Ärmellöchern faßt und so hebend und drehend nachhilft. Versucht es der Schläfer auch nur einmal vergeblich, die vom Hypnotiseur (mittels der Rockärmel) in der Schwebe gehaltenen Arme sinken zu lassen, so dreht er automatisch weiter, besonders wenn immer wieder die Suggestion erfolgt: Sie können nicht aufhören, Ihre Arme drehen weiter! —

Schließlich folgt die Suggestion: „Jetzt können Sie aufhören. Ihre Arme sinken herab. — Sie schlafen ruhig und tief." — (Siehe Abbildung 8.)

Fünfter Versuch.

Gedächtnisverlust.

Sodann zeigen Sie das Schwinden des Gedächtnisses:

„Geben Sie acht: Sobald ich über Ihren Kopf oder Ihre Stirn streiche, schwindet mehr und mehr Ihr Gedächtnis, so sehr, daß Sie nicht mehr imstande sind, sich der einfachsten Zahlen zu erinnern. Sie vermögen es jetzt nicht, glatt von 1—10 zu zählen. Es fehlen Ihnen verschiedene Zahlen und dieselben fallen Ihnen nicht ein. Zählen Sie laut."

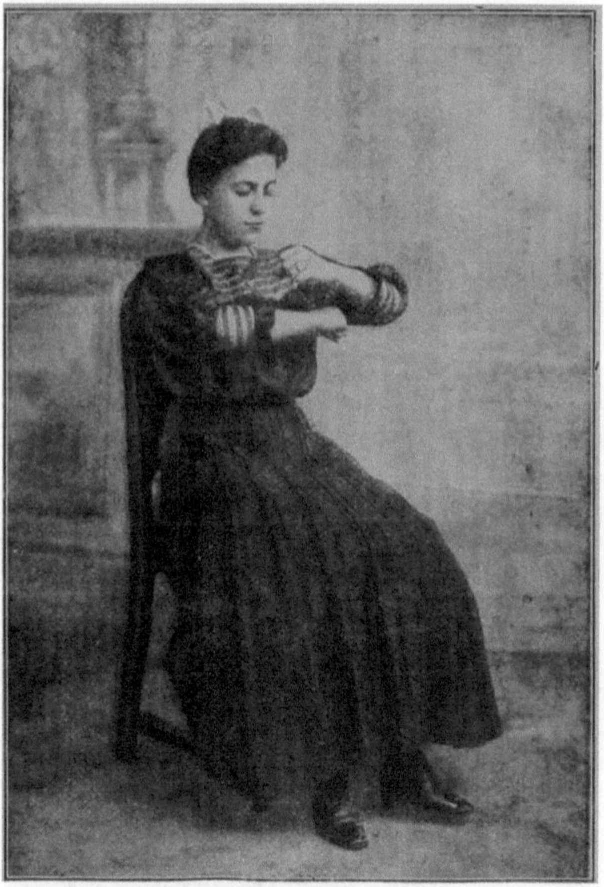

Abb. 8. Drehautomatismus. Suggestion: „Ihre Hände drehen sich umeinander, Sie können nicht aufhören."

Vergeblich wird der Schlafende den Versuch machen, zu zählen, es werden ihm stets einige Zahlen fehlen. Sodann folgt die Suggestion:

„Sie können mir nicht sagen, wieviel 3x3 ist; versuchen Sie es, rechnen Sie, zählen Sie auch an den Fingern, es fällt Ihnen nicht ein."

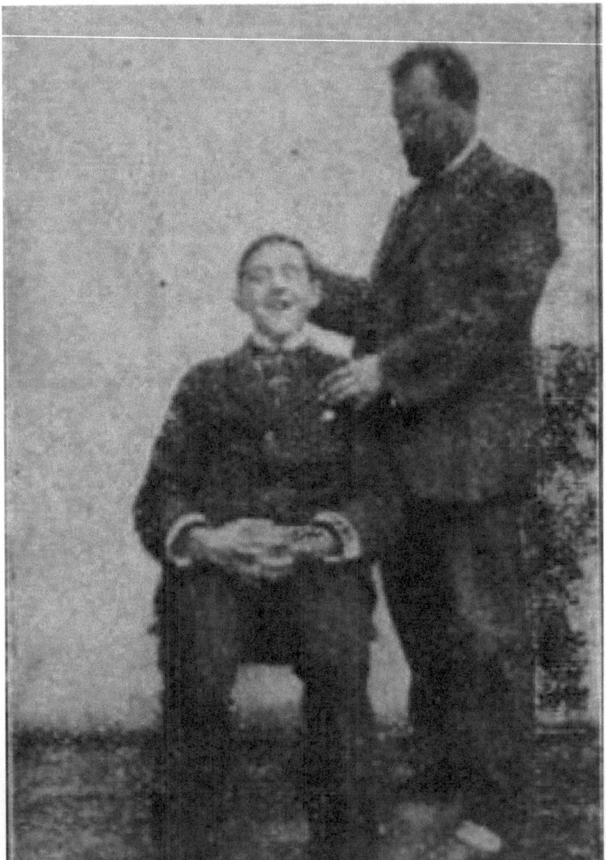

Abb. 9. Gedächtnisverlust.

Suggestion: „Sie können nicht bis 10 zählen „

Vergebens wird der Hypnotisierte den Versuch machen. Nunmehr ein leichter Strich über die Stirn und die Suggestion:

„Ihr Gedächtnis ist wieder völlig vorhanden, jetzt können Sie zählen."

Es geschieht.

Sodann folgt die Suggestion: „Jetzt wissen Sie auch, wieviel 3x3 ist." Prompt wird der Hypnotisierte antworten: 9. (Siehe Abbildung 9.)

Sechster Versuch.

Der Frierende.

Nach dem Eintritt ins 4. Stadium versuchen Sie die Beeinflussung des Gefühls, Geruchs und Geschmacks. Sagen Sie dem Schläfer:

„Es ist außerordentlich kalt geworden, zudem sind die Fenster geöffnet und es scheint, als ob Sie frieren. Wenigstens ist zu bemerken, daß Sie stark zittern."

Bei Erteilung dieser Suggestion fächeln Sie dem Schläfer mit dem Taschentuch Wind zu.

Nun folgt die Suggestion:

„Knöpfen Sie Ihren Rock zu und schlagen Sie den Rockkragen hoch, es wird immer kälter hier."

„Reiben Sie die Hände, damit sie nicht steif werden.

Die Finger sind schon ganz blau."

Die Suggestion wird verwirklicht. Geben Sie dem Schläfer sodann ein leeres Glas in die Hand mit der Suggestion:

„Hier, nehmen Sie dieses Glas Grog zur Erwärmung, aber vorsichtig, es ist brühheiß. Verbrennen Sie sich die Finger nicht."

Sobald der Schläfer trinken will, rufen Sie ihm zu:

„Vorsicht, Sie verbrennen sich die Lippen. Blasen Sie, damit der Grog sich abkühlt."

Ist auch das geschehen, so folgt die Suggestion:

„So, jetzt können Sie ohne Gefahr trinken. — Nun wird's auch wärmer hier. Öffnen Sie den Rock, — so nun fühlen Sie sich mollig warm usw."

Siebenter Versuch.

Empfindungslosigkeit.

Nach dem Eintritt in das vierte Schlafstadium können Sie auch Empfindungslosigkeit hervorrufen, während der sechste Versuch als Beweis der Überempfindlichkeit gelten darf.

Sie sagen zum Auditorium etwa:

„Wir haben gesehen, daß es möglich ist, durch Suggestion die Gefühlsempfindlichkeit wesentlich zu steigern, aber auch das Gegenteil ist möglich. Es läßt sich, wie ich bereits im Vortrage betonte, eine Anaesthesie oder Unempfindlichkeit herbeiführen, die selbst schmerzhafte operative Eingriffe ermöglicht. In einzelnen Fällen hat man an Stelle der oft recht gefährlichen Narkose die ungefährliche Hypnose mit bestem Erfolge treten lassen. — Ich will versuchen, bei unserem Medium eine solche Unempfindlichkeit herbeizuführen und wähle mir dazu die Nase aus, bekanntlich eines der empfindlichsten Organe."

Zum Schläfer gewendet:

„Nun hören Sie, was ich Ihnen sage. Ihre Nase wird sobald ich sie mit meinem Finger reibe, nach und nach völlig unempfindlich werden. Geben Sie acht!"

Sie streichen jetzt mehrmals mit Daumen und Zeigefinger von der Nasenwurzel über die Nase bis zur Nasenspitze, erst sanft, dann mit stärkerem Druck und sagen:

„Mehr und mehr schwindet das Gefühl aus der Nase."

„So, immer unempfindlicher wird die Nase." —

„Jetzt ist sie völlig gefühllos."

Um das Auditorium vom Eintritt der Anaesthesie zu überzeugen, fahren Sie vorsichtig mit einem bereit gehaltenen Strohhalm oder einem spitz zugedrehten

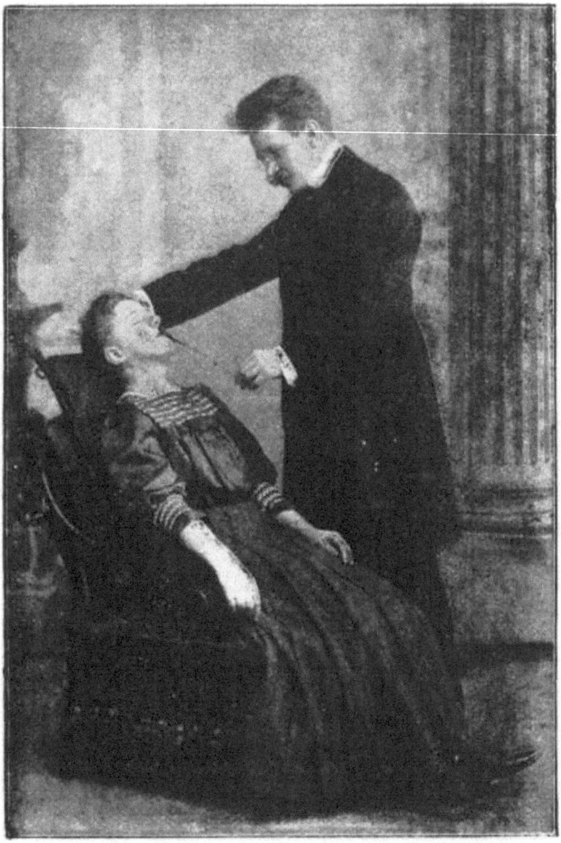

Abb. 10. Empfindungslosigkeit.

Suggestion: „Ihre Nase ist jetzt vollständig gefühllos!“

Stück Papier ins Nasenloch. Der Schläfer wird keinerlei Empfindung zeigen, wenn Sie sagen:

„Sie fühlen nichts, absolut nichts."

Nun streichen Sie die Nase wiederum sanft und suggerieren:

„Das Gefühl kehrt zurück. Sie fühlen wieder wie vorher."

Sobald Sie jetzt den Versuch mit dem Strohhalm wiederholen, wird der Schläfer lebhaft reagieren. (Vergl. Abbildung 10.)

Achter Versuch.

Die Kinderwärterin.

Das Experiment kann ebenso wohl mit einem Herrn vorgenommen werden wie mit einer Dame.

„Sie schlafen ruhig und fest, aber Sie öffnen die Augen."

Dies geschieht. — Nun legen Sie einen Stock oder ein zusammengerolltes Tuch, eine Tischdecke usw. in den Arm des Schläfers.

„Hier, nehmen Sie dies liebe, reizende Kind. Aber halten Sie es vorsichtig, drücken Sie es nicht. — So. — Das Kind weint. — Wiegen Sie es sanft im Arm." —

Sobald dies geschieht sagen Sie:

„Aber das ist ja gar kein Kind. Sie haben einen Stock (eine Decke) im Arm.“

Sofort wird der Schläfer den Gegenstand erstaunt betrachten und entrüstet von sich werfen.

Vergl. Abbildung 11.

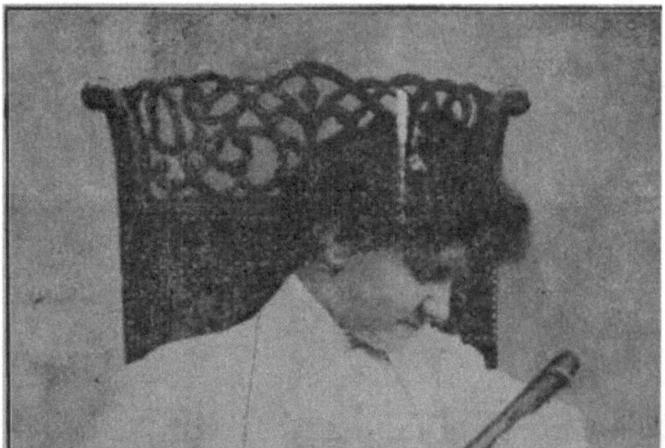

Abb. 11. Die Kinderwärterin.
Suggestion: „Halten Sie das Kind recht vorsichtig — drücken Sie es nicht.“

Neunter Versuch.

Geschmacksbeeinflussung.

Zum Schläfer: „Hier nehmen Sie diesen schönen, saftigen Apfel. — Essen Sie ihn, er schmeckt ausgezeichnet.“ —

Sie geben dem Schläfer eine Kartoffel anstatt eines Apfels. Er wird herzhaft hineinbeißen und mit Behagen essen. Nun folgt die Suggestion:

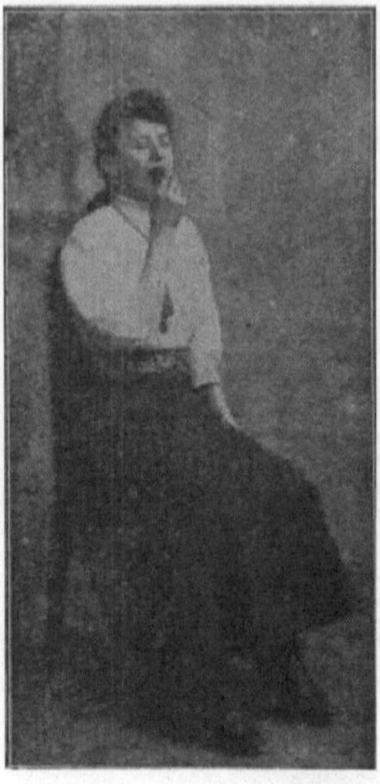

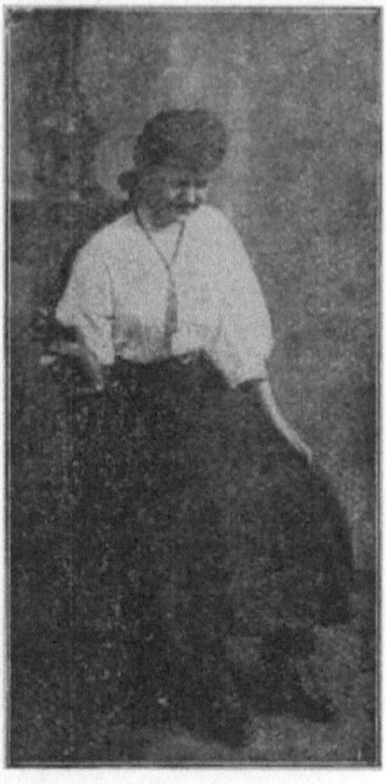

Abb. 12. Geschmacksbeeinflussung. Abb. 13.

Suggestion: Essen Sie den saftigen Apfel. —

Suggestion: Das ist gar kein Apfel, sondern eine rohe Kartoffel! —

„Oh, ich habe mich vergriffen. Das ist gar kein Apfel, sondern eine Kartoffel.“ —

Sofort wird der Schläfer die Kartoffel mit allen Zeichen der Enttäuschung von sich werfen. (Vergl. die Abb. 12 und 13.)

Zehnter Versuch.

Gehörsbeeinflussung.

Zum Schläfer: „Sie sind in der Kirche. — Sie hören das herrliche Orgelspiel. — Die Gemeinde betet. — Öffnen Sie die Augen. — Beten Sie mit, während die Orgel ertönt.“ —

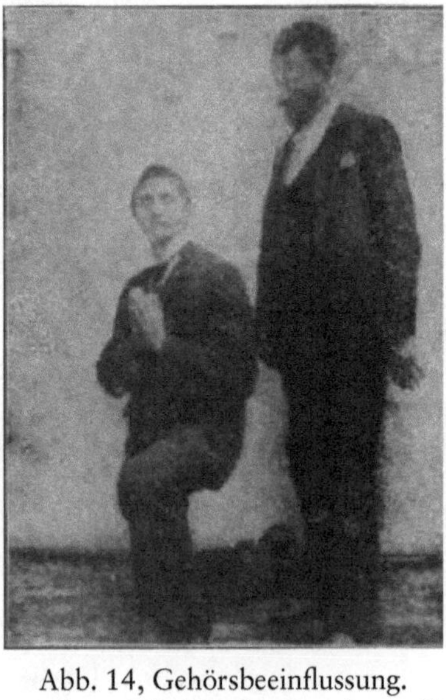

Abb. 14, Gehörsbeeinflussung.
Suggestion: „Die Orgel ertönt, beten Sie!“

Der Schläfer wird die Suggestion annehmen. Machen Sie das Auditorium aufmerksam auf den andächtigen Gesichtsausdruck. — (Vergl. Abb. 14)

Elfter Versuch.

Posthypnotische Suggestion.

Zum Schluß folgt eine sogenannte posthypnotische Suggestion. Geben Sie dem Hypnotisierten den Befehl, er werde nachdem er bis 10 gezählt, erwachen und sich sehr wohl fühlen usw. (siehe 4. Brief).

„Nach dem Erwachen werden Sie," so fährt der Hypnotiseur fort, „vergeblich Ihren vorher eingenommen Platz aufsuchen, es wird Ihnen nicht gelingen, den Tisch zu finden, an welchem Sie zuvor gesessen haben. Mach einer Minute dagegen werden Sie sich erinnern, Ihren Stuhl nach oben gebracht und aus dem Podium vergessen zu haben. Sie werden kommen, den Stuhl zu holen, werden denselben auf ihren eigenen Kopf setzen, so hinunter gehen und nunmehr sofort Ihren Platz auffinden. Dort angekommen werden Sie nicht imstande sein, den Stuhl von Ihrem Kopfe herunter zu heben, bis ich selbst Ihnen Hilfe und Beistand leiste."

Diese Suggestion geben Sie, da ziemlich kompliziert, recht langsam und nachdrücklich etwa zweimal und versichern sich, daß der Hypnotisierte sie verstanden und akzeptiert hat. Sie erwecken ihn nunmehr und lassen den Erwachten gehen. Er wird die Suggestion ausführen. Sie begleiten ihn, helfen ihm den Stuhl vom Kopfe zu entfernen und sagen ihm nochmals: „Sie sind nun völlig wach und fühlen sich sehr wohl.“ —

Zwölfter Versuch.

Haben Sie vier bis fünf gute Schläfer gefunden, die für alle Suggestionen empfänglich waren, so dürfen Sie es riskieren, die Szene zu verwirklichen, die Goethe im Faust in Auerbachs Keller spielen läßt. Sie selbst spielen in diesem Fall den Mephisto, die Hypnotisierten sind die zechenden Studenten.

Sie sagen, zum Publikum gewendet:

„Ihnen ist die Szene bekannt, die der Altmeister Goethe in Auerbachs Keller beschreibt, ehe Faust und Mephisto aus einem Fasse hinausreiten. Goethe kannte den Hypnotismus, den er ja auch in seinem Werke „Der Großkophta“ schildert. Die Studenten zechen und wollen schließlich Mephisto zu Leibe gehen. Da spricht dieser das Zauberwort:

Falsch Gebild und Wort
verändern Sinn und Ort!
Seid hier und dort!

Die Zecher glauben sich in einem Weinberge und wollen — die Nasen für Trauben haltend — diese abschneiden, als Mephisto sie erweckt mit dem Rufe:

Irrtum, laß los der Augen Band!

„Das wollen wir einmal probieren." — Zu den Hypnotisierten gewendet:

„Sie schlafen tief und fest, öffnen aber die Augen! — Sehen Sie um sich, Sie sind im Weinberge. Um Sie her reife, herrliche Trauben!" — (Auf die Nasen deutend) „Hier süße blaue Trauben! Greifen Sie zu, pflücken Sie sie doch!"

Die Suggestion wird sich verwirklichen und nun rufen Sie:

„Wach!"

Allgemeines Erstaunen der Erwachten. Sie befehlen dann:

„Schlafen Sie sofort wieder ein!"

Nun erst gehen Sie ans Erwecken in der vorgeschriebenen Weise.

Damit schließen Sie den experimentellen Teil des Vortrages.

Hüten Sie sich, den rohen Instinkten des Auditoriums dadurch Rechnung zu tragen, daß Sie brutale Experimente vorführen. Machen Sie, um Beifall zu ernten, mit dem Hypnotisierten nicht Scherze.

Wenn diese auch im Augenblick die Lachmuskeln der Zuschauer reizen, der Sache selbst und ihrem Ansehen werden sie nur schaden. —

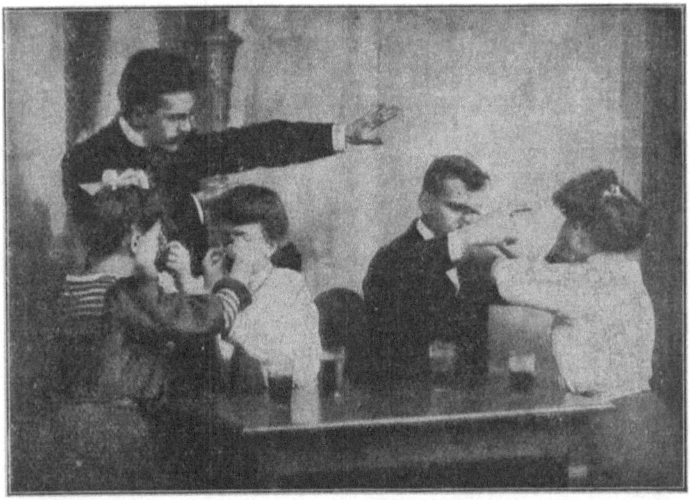

.Abb. 15. Szene in Auerbachs Keller. (Faust) Suggestion: „Um Sie her sind herrliche Trauben. Greifen Sie zu!“

Achter Brief.

Hypnose und Suggestion in der Erziehung.

Daß die Suggestion in der Hypnose wie im Wachzustande eine hervorragende Rolle in der Heilkunde spielt, ist wiederholt angedeutet worden. Da es mir jedoch fern liegt, in einem populären Werke, das ganz anderen Zwecken dienen soll, Anleitungen zur Behandlung kranker Menschen geben zu wollen, gehe ich afs die therapeutische Seite der Frage nicht ein.

Anders ist‘s mit der Anwendung der psychischen Beeinflussung auf pädagogischem Gebiete. Hier können Lehrer und Eltern unbedenklich eingreifen, sobald sie einige Fertigkeit in der Technik erlangt haben. Die gesamte Erziehung beruht auf Suggestion und es ist wohl für die Anwendung, nicht aber für die Wirkung gleich, ob sie im Wachzustande, wie bisher, oder in einer eigens dazu herbeigeführten Verfassung gegeben wird. Die Wege sind verschieden, das Ziel bleibt das gleiche, doch der kürzeste Weg ist immer der beste, auch bei der Erziehung.

In Deutschland hat die Hypnose bzw. hypnotische Erziehung bei den Pädagogen noch recht wenig Anklang gefunden, in Frankreich dagegen wurde sie schon vor Jahren zum Gegenstande öffentlicher Diskussion gemacht.

Auf dem wissenschaftlichen Kongreß zu Nancy hielt Dr. Edgar Bèrillon s. Z. einen Vortrag über „Hypnotismus und Erziehung", in welchem er die Anwendung der hypnotischen Suggestion als Erziehungsmittel auf Grund der bisherigen günstigen Erfahrungen empfahl. An diesen hochinteressanten Vortrag schloß sich eine Diskussion, die teilweise wiederzugeben ich nicht versäumen möchte, da sie von Interesse ist für jeden Pädagogen, für alle Eltern und Erzieher und zugleich jene Anleitungen enthält, die von Wert und Wichtigkeit sind.

Dr. Lièbeault: Die von Dr. Bèrillon berührten Tatsachen sind vollkommen exakt. Meine lange Praxis hat mir gestattet, eine große Anzahl anderer Fälle zu sammeln, welche die von dem Herrn Vorredner gezogenen Folgerungen unterstützen. Ich habe nie ein Kind ganz unempfänglich für die suggestive Behandlung bleiben sehen. Die Personen, Kinder wie Erwachsene, mit denen ich experimentiert habe, zählen nach Tausenden, und ich habe niemals auch nur im Geringsten nachteilige Folgen davon beobachtet.

Prof. Blum: Ich meine, man sollte sich nicht so leicht zur Anwendung einer Methode entschließen, welche mit der normalen Freiheit des Kindes in Konflikt kommt. Die Erziehung darf nicht dahin trachten, den Menschen in eine Maschine zu verwandeln, sie muß im Gegenteil die eigenen Bemühungen erwecken, das Wachstum der guten Keime begünstigen und die schlechten unterdrücken. Die moralischen Ideen sind dem Menschen angeboren und man muß sich darauf beschränken, dieselben zu überwachen. Überdies, wer könnte verhindern, daß gewisse Individuen die Methode mißbrauchen, welche ihnen auf diese Weise gezeigt wird, und dem Kinde böse Gedanken suggerieren? Man muß demnach eine Methode zurückweisen, welche ebenso gut zum Schlechten wie zum Guten führen kann.

Prof. Liègeois: Die Besorgnisse des Herrn Prof. Blum sind nichtig. Wer sagt denn, daß es sich darum handle, alle Kinder zu hypnotisieren, die Praxis der Suggestion programmatisch einzuführen und ein ganzes System der Erziehung darauf zu bauen? Wir denken nur, daß es nützlich sein könnte, sich derselben in gewissen Fällen zu bedienen, um lasterhafte Naturen zu bessern.

Wie hat doch ein ausgezeichneter Rechtsgelehrter, Herr Desjardins, Mitglied des Instituts, sagen können, daß weder die Wissenschaft noch die Therapeutik irgend welchen Nutzen von den hypnotischen Tatsachen hätte? Die Herren Voisin und Lièbeault können ihm die Antwort geben, und er sollte als pflichtgetreuer Beamter sie anhören, ihre Kliniken besuchen und ihren Experimenten beiwohnen, ehe er sich so entschieden ausspricht.

Herr Desjardins glaubt, das der Hypnotisierte seinen freien Willen völlig in die Hände des Hypnotisierenden gibt, daß er sich freiwillig einer Art moralischer Sklaverei unterwirft. Wir sind noch nicht von der außerordentlichen Gewalt der Suggestion überzeugt. Aber muß man denn, weil es gewissenlose Hypnotisten gibt, sich der Hilfe der Suggestion in den Fällen berauben, wo sie von Nutzen sein kann? Gestattet man nicht ruhig den Verkauf des Vitriols, obwohl gewisse Personen einen so beklagenswerten Gebrauch davon machen? Kann man sich nicht Gift selbst in großen Quantitäten verschaffen? Wenn ein Individuum einen anderen zu einem Verbrechen verführt, so ist dieses verantwortlich dafür, und zwar ohne jeden Zweifel; wenn man also denjenigen bestraft, welcher den Täter beraten, das Vergehen angestiftet, aber nicht ausgeführt hat, warum sollte man nicht den bestrafen, in dessen Händen der Verbrecher nur ein passives Werkzeug gewesen ist?

Dr. Leclerc, Advokat am Obergerichte: Ich unterstütze energisch diese Schlußfolgerungen und bin erstaunt, daß ein Professor der Philosophie sich auf die moralische

Freiheit des Kindes beruft, während jedermann weiß, daß er in der Praxis nichts anderes tut, als selbst diese Freiheit zu verletzen, wenn er sich nur bemüht, die durch das Programm aufgestellten philosophischen Doktrinen ihm im Unterrichte beizubringen. In dieser Hinsicht würde man einem jeden Lehrer, der einem Kinde, das sich zu arbeiten weigert, die kleinste Bestrafung zuteil werden läßt, mit mehr Recht vorwerfen, daß er sich an der moralischen Freiheit desselben vergreife.

Dr. Bèrillon: Ich möchte vollkommen die ungerechtfertigte Besorgnis zerstreuen, welche meine Mitteilung bei einigen der Anwesenden hervorgerufen hat. Man erinnere sich vor allen Dingen daran, daß, wie uns die Erfahrungen des Herrn Liébeault und Bernheim lehren, man einem Subjekt verbieten kann, Suggestionen von Leuten zu empfangen, deren Absichten verdächtig erscheinen, und daß man es auf diese Weife vor Angriffen schützen kann.

Was die Furcht betrifft, daß die Verwendung des Hypnotismus zur Besserung moralisch verkommener und jeder Vervollkommnung abgeneigter Menschen anderweitig zu Mißbrauch Veranlassung geben könnte, so antworten wir, daß es dagegen Vorsichtsmaßregeln gibt. Ebenso wie ein gut organisiertes Land eine gute Polizei und ein wohlgeübtes Heer besitzen muß, um

Vergehen zu unterdrücken und Angriffe von außen zurückzuschlagen, so müssen auch wir einen erfahrenen Lehrkörper haben, um durch sein Beispiel, seinen Rat und seinen Lehren den Einfluß aller schlechten Suggestionen zu neutralisieren.

Felix Hément, Inspecteur général de l'Aniversité: Ohne Zweifel muß die Erziehung die menschliche Persönlichkeit berücksichtigen und darf nicht aus dem Menschen einen automatischen Kadaver machen, aber sie kann und soll alles tun, was dazu dienen kann, den Verirrten zu bessern, der ein unvollkommener Mensch ist, und das Kind normal zu entwickeln, das ein unvollendeter Mensch ist. Wenn der Hypnotiseur seine Macht nicht in weisen Grenzen hält, wenn er sie mißbraucht, wenn er dem schadet, dem er nützen sollte, so sind die Gesetze dazu da, ihn wie den gemeinsten Missetäter zu bestrafen.

Ich ergreife mit Freuden die Idee, in denjenigen Fällen Zuflucht zur Suggestion zu nehmen, in welchen der Pädagoge seine vollkommene Ohnmacht eingesteht. Dieser Gedanke, ebenso neu, wie fruchtbringend, gefällt mir, weil er mir der Ausgangspunkt zu sein scheint zu einer wahrhaften moralischen Orthopädie." —

Diese interessante Debatte wurde gleichsam die Grundlage der weiteren Forschungen auf diesem

Gebiet. In Frankreich sind die Gegner nach und nach verstummt, die meisten haben sich mit der Methode vertraut gemacht und sind deren Anhänger geworden. Daß es in Deutschland noch Rückständige gibt, die a priori verurteilen, ohne Erfahrungen zu besitzen oder solche sammeln zu wollen, ist bedauerlich, ändert aber nichts an den Erfolgen, die für die hypnotische Pädagogik sprechen.

Fragen wir uns nun, wann und wie die hypnotische Suggestion bei der Erziehung zur Anwendung kommen soll, so werden wir sie nach den bisherigen Erfahrungen unbedenklich bei Lügenhaftigkeit, Naschhaftigkeit, Stehlsucht, Faulheit, Unaufmerksamkeit, Furchtsamkeit, Widerwillen gegen gewisse Speisen, Stottern, Nägelkauen zur Anwendung bringen dürfen. Ebenso wird der Onanismus in den meisten Fällen durch psychische Beeinflussung geheilt werden können.

Wenn ich die Onanie (Masturbation) abgesondert von den übrigen nenne, so geschieht dies nicht nur, weil sie eine sorgfältigere Behandlung erfordert, sondern auch, weil sie mehr oder weniger pathologisch ist. Sie gehört zur größeren Hälfte in den Kreis ärztlicher Tätigkeit, während die erst erwähnten Erscheinungen nur ausnahmsweise krankhafter Natur im ärztlichen Sinne sind und vom Erzieher ohne ärztliche Hilfe beseitigt werden können.

Bei der Lügenhaftigkeit, Naschhaftigkeit, Stehlsucht, Faulheit, Unaufmerksamkeit, Furchtsamkeit, bei Widerwillen gegen Speisen usw. ist das Verfahren das denkbar einfachste: Nachdem das Kind hypnotisiert ist, genügt ein strenges Verbot des Triebes und die Versicherung, daß der Hang sich nicht mehr einstellen werde. Gut wird es immerhin sein, mit einigen Worten das Unrichtige, ja Verwerfliche der Lügenhaftigkeit usw. hervorzuheben. Kurz — man spreche zu dem hypnotisierten Kinde genau so und genau dieselben Worte, die man zu gleichem Zweck bereits im Wachzustande zu ihm gesprochen. Die Wirkung wird schon aus dem einfachen Grunde eine größere sein als im Wachzustande, weil die gesamte Denktätigkeit des Schläfers allein seinem Hypnotiseur zugekehrt ist und keine Ablenkung erfährt. Während also der Wachende mit geteilter Aufmerksamkeit die Worte des Erziehers hört, nimmt sie der Schläfer voll in sich auf und sie prägen sich ihm in Wahrheit „mit Flammenschrift" ins Gehirn.

Das Stottern erfordert eine durchaus sachgemäße fachmännische Behandlung. Ich habe Stotterer nie selbst behandelt, sondern sie stets dem Spezialisten für Sprachgebrechen Herrn Robert Ernst in Berlin zugeführt, nachdem ich mich davon überzeugt habe, daß dessen Methode mit Sicherheit in fast allen Fällen zum Ziele führte. Ich gebe deshalb auch Herrn Ernst das Wort zu diesem wichtigen Abschnitt:

Das Stottern ist ein psychisches Leiden und besteht in der Zwangsvorstellung, sprachlichen Anforderungen nicht gewachsen zu sein.

Die Zwangsvorstellung tritt bei einzelnen bei jedem Versuch, zu sprechen, auf, bei anderen nur bei gewissen Buchstaben und Lautverbindungen bzw. bestimmten Wörtern und Redewendungen und bei einer dritten Kategorie von Stotterern nur dann, wenn sie mit fremden oder hochgestellten Personen zu sprechen haben. Wird der Leidende von der Zwangsvorstellung seines sprachlichen Nichtkönnens gepackt, so bemächtigt sich seiner zugleich eine deprimierende Gemütserregung und diese zeigt sich in allen Fällen in einer beschleunigten oder verhaltenen Respiration. Er hat bald zu viel, bald zu wenig Lust und kann dieselbe zur Stimmbildung nicht regelrecht verwenden. Um dennoch vorwärts zu kommen, nimmt der Geängstigte ein übermäßiges Maß von Kraft zur Geräusch- und Stimmbildung in Anspruch, und daraus ergeben sich die krampfartigen Erscheinungen des Stotterns, das Pressen und Stoßen der Konsonanten und Vokale, das zeitweise Stocken und Ausbleiben der Stimme. In vielen Fällen werden schließlich noch andere Muskelgebiete von dem zu Viel der Kraft betroffen, es kommt zu Mitbewegungen des Gesichts, des Kopfes, der Arme und Beine und dergl. mehr.

Fällt die Zwangsvorstellung fort, so bekommt der Gedanke des Könnens die Oberhand. Der Leidende ist ruhig und gelassen, gebraucht keine Kraft zur Inbetriebsetzung seines

Sprachorgans, und das Stottern tritt nicht in Erscheinung. Das Leiden ist mithin autosuggestiver Natur; es ist kein Krampfzustand, keine schlechte Angewohnheit, auch liegt ihm keine organische Störung zugrunde. Darum ist ihm auch nicht durch Medikamente, durch rein gymnastische Sprachübungen und durch operative Eingriffe beizukommen, sondern die einzige richtige Behandlung hat in der Unterbindung und Ausrodung der Zwangsvorstellung und Stotteridee zu bestehen und hier bietet die hypnotische Suggestion ein außerordentliches Hilfs- und Heilmittel. Es genügt jedoch nicht allein die einfache Suggestion: „Sie werden von jetzt an nicht mehr stottern“ und namentlich bei solchen Stotterern, die bereits Jahre und Jahrzehnte lang an dem Übel leiden. Man muß daher in der herbeigeführten Hypnose zu Sprachübungen seine Zuflucht nehmen und an ihnen den Stotternden die Redefertigkeit beweisen; denn sehr hochgradiges Stottern pflegt auch in der Hypnose aufzutreten.

Behandlungsbeispiele.

1. Tag.

Hypnose. 1. Suggestion: Sie befinden sich jetzt ganz ruhig und gelassen und haben nicht die geringste Furcht.

2. Suggestion: Nun werden Sie tief Atem schöpfen, den Mund soweit öffnen, daß Sie den Daumen zwischen die Zähne einführen können, und darauf werden Sie den lang gehaltenen Hauchlaut h aussprechen.

Hören Sie genau zu, wie ich solches vormache.[8]) Atem holen h ---

3. Suggestion: Jetzt werden Sie nicht hauchen, sondern laut und lang sagen ha--

4. Suggestion: Sagen Sie jetzt nicht ha, sondern mit bestimmten Ansatz a — -----

5. Suggestion: Diesen Vokal werden Sie von nun an in allen Wörtern, die ich Ihnen vorsage, ohne Anstoß sprechen können. Sie werden nicht drücken und pressen,

8)Die Übungen sind dem Buche entnommen: Das Stottern und seine Heilung, von Robert Ernst. Verlag von Robert Ernst, Berlin S., Dorfstraße 20.

sondern der Stimmansatz wird rein und klar erfolgen. Sprechen Sie, wie Sie es von mir hören: Arm, Amt, alt, Arzt, an, am, Abt, als usw.

6. Suggestion: Nunmehr werde ich mehrsilbige Wörter vorsagen, und auch diese werden Sie, ohne bei den Über- gangskonsonanten hängen zu bleiben, leicht und fließend, dabei aber doch deutlich nachsagen können. Adam, Atem, Ambos, also, Abfuhr usw.

7. Suggestion: Ich nenne Ihnen jetzt mehrere Wörter und Sätze. Auch diese sind Sie imstande, leicht und fließend zu sprechen, denn jeder Satz ist nichts weiter als ein vielsilbiges Wort. Ambos, Ätna, Arbeit, adelt, am Anfang, armer alter Mann, Amen, öffnet eure Arme usw.

8. Suggestion: Hiernach werden Sie eine halbe Stunde fest schlafen. Sie befinden sich ganz wohl; fühlen sich außerordentlich gehoben in Ihrer Stimmung und sind frei von jeder sprachlichen Befürchtung. Dieses freudige Gehobensein wird auch anhalten, wenn ich Sie erwecke! Im Wachzustande werden Sie mir dann aus einem Ihnen vorgelegten Buche dieselben Übungen selbständig wiederholen und dies ebenfalls ohne Fehler. Die Vorstellung, diesen oder jenen Laut nicht aufsprechen zu können, ist gebannt.

9. Erwecken. Übungen im Wachzustande.

2. Tag.

Hypnose. In derselben werden die Vokale ä, e, i, o und u und die übrigen Vokale herangebildet, dann Wörter und Sätze, darauf mit diesen geübt. Dasselbe im Wachzustande.

3. Tag.

Hypnose. Übungen von Wörtern, die mit Konsonanten beginnen und diesbezügliche Sätze. Im Wachzustande dasselbe.

4. Tag.

Hypnose. In derselben lese man eine leichtfaßliche Erzählung dem Patienten satzweise vor und lasse von demselben Satz für Satz nachsprechen. Danach Suggestion. Das Lesestück ohne Fehler im Wachzustande vorlesen.

5. Tag.

Hypnose. Dasselbe wie oben. Suggestion. Sprachliche Ruhe und Zuversicht, Wiedererzählung des gelesenen Stückes. Fragebeantwortung z. B.: Wie alt sind Sie? Wie heißen Sie? usw. Eine halbe Stunde Schlaf. Erwecken. Dasselbe im Wachzustande. Darauf abermalige Hypnose. Suggestion: Von nun an werden Sie auch zu Hause, im Umgang mit Ihren Angehörigen, sprachlich ruhiger sein. Sie werden ferner keine Schwierigkeiten mehr haben, sondern alles und jedes versuchen. Solle Ihnen wirklich etwas nicht gelingen, so werden Sie darum doch nicht mutlos werden, sondern frisch und fröhlich es noch einmal wagen. Übung macht den Meister. — Streng individualisierend muß so die Behandlung fortgeführt werden, bis der Patient alles kann, auch das, was ihm früher ganz unmöglich schien. Für letzteres hier noch eine Suggestion aus der Praxis!

Herr B. . . ., nachdem Sie sich in meiner Behandlung von Tag zu Tag überführt haben, daß Ihnen in meinem Hause als auch bei Ihnen daheim, ebenso im Umgange mit Fremden, bei Fragen und Antworten, Diskussion usw. keine Hindernisse mehr entgegentreten, werden Sie nunmehr auch in der Ihnen kritischsten Situation frei von Stottern sein. Wenn Sie sich demnächst der Prüfungskommission zwecks Zulassung zur Marinekarriere persönlich melden, werden Sie Ruhe und Sicherheit bewahren. Keine Bangigkeit und kein Angstgefühl wird Sie bei dem für Sie so wichtigen Akte packen. Ihre Antworten werden Sie präzise und korrekt, ohne jeden Anstoß abgeben. Sie haben mich verstanden? — „Ja." — Sie sind von Ihrem positiven Können überzeugt! — „Jawohl."

Der Betreffende hat in der Tat nicht gestottert, ist zu der erwähnten Karriere zugelassen worden und Herr seines Übels geblieben." — Soweit Herr Robert Ernst.

Die Behandlungen der übrigen Störungen ist einfacher und mag ein Beispiel illustrieren:

Das Nägelkauen ist nach den neuesten Forschungen ein von abnormen Erscheinungen mannigfacher Art begleiteter Erziehungsfehler, welcher die sorgfältigste Behandlung erfordert. Prof. Bèrillon hat eine interessante Studie über diese Unsitte veröffentlicht. Das Nägelkauen (Onychophagie) ist danach aus verschiedenen Gründen gefährlich, nicht nur, weil dadurch Krankheitserreger in den Mund gelangen können, sondern weil die Nägel aus Hornstoff (Keratin) bestehen, auf den der Magensaft keine Wirkung ausübt. Nägelkauer leiden daher häufig infolge der verschluckten Nagelstückchen an Magen- und Darmstörungen. Endlich werden die Fingerspitzen durch diese Unsitte in sehr charakteristischer Weise verunstaltet; sie erscheinen verdickt, und es bildet sich eine hervorstehende Leiste vor dem Nagelrest. Infolgedessen wird das Tastgefühl weniger empfindlich, und in den Fachschulen können Lehrer häufig die Beobachtung machen, daß Nägelkauer zu den sogenannten Präzisionsarbeiten, bei denen ein gut entwickeltes Taktgefühl in den Fingerspitzen die Sicherheit und Sauberkeit beim Arbeiten fördert, nicht recht zu brauchen sind. Die Ursachen des Nägelkauens finden sicherlich zum Teil ihre Erklärung in dem

Instinkt, welcher das Kind sofort nach der Geburt veranlaßt, zu saugen und überhaupt an Gegenständen zu ziehen, die in Berührung mit seinem Munde kommen, und wahrscheinlich ist bei vielen Nägelkauern die Angewohnheit nur die einfache Fortsetzung dieses instinktiven Triebes und seine Umwandlung in einen automatischen unbewußten Akt. Aber auch Ältere, z. B. Schulkinder, kauen oft an Nägeln oder an dem Federhalter, wenn sie sich geistig etwas anstrengen müssen, z. B. ihr Pensum lernen. Ein Gymnasiallehrer teilte Bèrillon mit, daß er beständig an einem Nagel beiße, wenn er die Hefte seiner Schüler nachsehe. Es gibt Nägelkauer, bei denen die Unsitte erst in einem bestimmten Alter auftritt; alsdann pflegt sie auf Nachahmung zu beruhen. In einer Familie von 6 Kindern kauten alle 6 an den Nägeln. Ihr Vater, der ein Trinker war, gab ihnen mit dieser Angewohnheit ein böses Beispiel. Das Nägelkauen ist außerdem, nach Bèrillons Untersuchung, oftmals mit verschiedenen Erscheinungen verknüpft, z. B. mit triebartigen Neigungen, nächtlichem Aufschrecken,

---

*) Mit freundl. Genehmigung des Verlages „Breitkopf & Härtel" reproduzieren wir das Sascha Schneider'sche Bild, das in packender, künstlerischer Gestaltung die Macht der Hypnose illustriert. Das Bild ist in Größe 40X50 Zentimeter zum Preise von 7.— M. vom Orania-Verlag, Oranienburg, zu beziehen.

Nachtwandeln, Sprechen im Schlaf, Stottern, gedrückter Stimmung, moralischen Verirrungen, Angstgefühl usw. Viele Nägelkauer können nur schlecht durch die Nase atmen und schlafen mit offenem Munde. Auffallend ist es, daß bei uns die Schulmänner das Nägelkauen ihrer Zöglinge so wenig beachtet haben; in wenigen pädagogischen oder schulhygienischen Abhandlungen ist davon die Rede, und doch trifft man das Nägelkauen äußerst häufig in Schulen, oftmals zusammen mit der Gewohnheit, an dem Federhalter zu kauen. Nach den vorliegenden Untersuchungen verhält sich das weibliche Geschlecht in Bezug aus diese Unsitte nicht besser als das männliche. In England hält man das „nail biting“ für eine der schlechtesten Angewohnheiten; dort werden in zahlreichen Schulen die Hände der Schüler häufig untersucht, und die „nail biters“ werden bestraft. Freilich scheinen Strafen dort so wenig wie in Frankreich diese Unsitte zu heilen. Auch das Einreiben der Fingerspitzen mit bitteren Stoffen oder das Tragen von Handschuhen hat sich als unzulänglich erwiesen. Bèrillon kam auf den Gedanken, gegen das Nägelkauen eine psychische Behandlung, die Hypnose, in Anwendung zu bringen. Er teilt 14 Fälle mit, in welchen er den Kindern einredete,

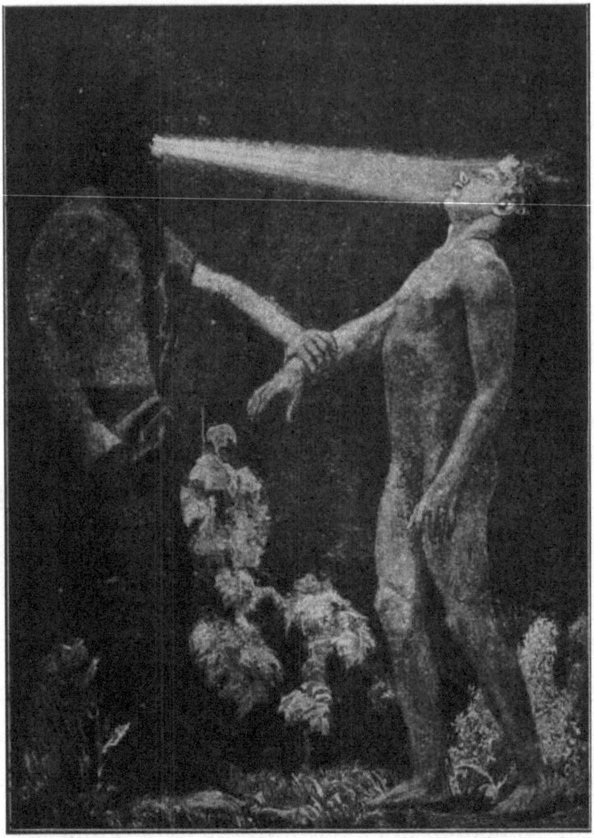

Abb. 16

daß sie an demselben Abend und an den folgenden Tagen einschlafen würden, ohne alsdann oder sonst je wieder die Finger in den Mund zu stecken.

Dieses Verfahren war, wie versichert wird, vom

besten Erfolge begleitet. Die Erfolge bei der Behandlung des Nägelkauens mittels hypnotischer Suggestion sind unzweifelhaft von Dauer und die Prognose in den meisten Fällen eine günstige.

Ich habe stets zunächst die Suggestion gegeben, bei jeder Berührung der Nägel mit den Zähnen würde ein bitterer Geschmack im Munde und Brechreiz sich einstellen. Es ist dies besonders bei Erwachsenen sehr oft notwendig, da die Angewohnheit zu tief eingewurzelt ist.

Wo die Hypnose schwer einzuleiten ist, wird man sich bei Erziehungssuggestionen der Überführung des Schlafes in Hypnose bzw. der Herstellung des Rapports mit dem Schläfer (siehe Seite 70) mit Erfolg bedienen können.

Neunter Brief.

Der tierische Hypnotismus.
Die Kataplexie oder Schreckwirkung.
„Hypnotische“ Experimente mit Tieren.

Sind Tiere hypnotisierbar?

Diese Frage wird von vielen bejaht, von anderen unbedenklich verneint. Die Entscheidung ist keineswegs so einfach, wie sie auf den ersten Blick erscheint.

Ohne Zweifel ist allen Tieren die Fähigkeit des Schlafes eigen. Tritt derselbe beim Menschen ein als Folge der Schlafvorstellung, so liegt keinerlei Grund vor, einen gleichen oder ähnlichen Vorstellungsvorgang beim Tiere zu bezweifeln. Ob beim Tiere die „Erwartung des Schlafes“ ausgelöst wird durch vorangegangene Ermüdung oder durch den Eintritt der Nacht bzw. Schlafzeit, ist für den Schlußeffekt gleich. Jedenfalls hat man beobachtet, daß auch das Tier — noch völlig wach — Schlafvorbereitungen trifft, eine entsprechende Schlafstellung einnimmt und somit den Eintritt des Schlafes erwartet. Ob hierbei ererbte und automatisch sich abspielende Fähigkeiten in Frage kommen, oder ob wir „überlegte Handlungen“ annehmen dürfen, mag der Scharfsinn derer entscheiden, die sich mit dem Seelenleben der Tiere beschäftigen.

Feststehend ist, daß wir auch bei den Tieren Schlaf beobachten können, mithin die Fähigkeit zur Hypnose annehmen dürfen.

Auch die Suggestibilität wird man wenigstens bei einzelnen Tieren nicht zu bestreiten vermögen.

Selbst niedere Tiere können durch bestimmte Töne, Worte oder Bewegungen „angelockt", also beeinflußt werden. Ich erinnere an die Fische in Karpfenteichen usw. Das Pferd wird durch ein liebkosendes, oft ganz leise gesprochenes Wort seines Reiters zur höchsten Kraftanstrengung veranlaßt. Der Hund folgt nicht nur dem Pfiff seines Herrn, er versteht auch dessen Sprache und vollzieht oft komplizierte Befehle auf einige Worte hin, die ohne lebhafte Geste gesprochen werden. Immerhin mag man mir entgegenhalten, es handle sich hier um Dressur. Jedenfalls setzt doch Dressur Gedächtnis voraus, Erinnerungsbilder, d. h. Vorstellungsreihen. Werden diese aber durch bestimmte Worte, Befehle, Gesten, Blicke usw. beliebig ausgelöst, so haben wir nichts anderes als eine suggestive Beeinflussung bewirkt. Was ist denn schließlich die Erziehung anderes als eine Art Dressur? Dem Gedächtnis werden bestimmte Zeichen (Worte, Blicke, Gesten usw.) eingeprägt, sobald sie in das Blickfeld der Erinnerung treten, werden durch sie bestimmte Vorstellungen ausgelöst, die sich in Handlungen umzusetzen streben.

Demnach finden wir auch Suggestibilität bei Tieren.

Daß indessen eine wirkliche Herbeiführung des Schlafes durch Suggestion möglich ist, daß ferner eine dem schlafenden bzw. hypnotisierten Tiere gegebene Suggestion sich verwirklichen wird, möchte ich bezweifeln.

Allerdings dürfte die Ursache dieser Möglichkeit bzw. des Mißlingens mehr bei uns als bei den betreffenden Tieren gefunden werden, indem uns die Mittel zur Herbeiführung des Rapportes zur Verständlichmachung fehlen. Wenn ein Deutscher einem schlafenden bzw. hypnotisierten Kamtschadalen Suggestionen erteilen wollte, dessen Sprache er nicht versteht, so würde es ihm bei diesem ebenso wenig gelingen, wie beim schlafenden Hunde. Wären uns die Verständigungsmittel geläufig, deren sich die Tiere im Verkehr mit ihresgleichen bedienen, dann könnten wir vielleicht auch die Suggestion in der Hypnose anwenden. Wenn es eine „Sprache der Affen“ gibt, wie von einem amerikanischen Forscher behauptet wurde, der dieselbe erlernt haben will, warum soll es nicht auch andere „Tiersprachen“ (man verzeihe das Wort) geben? Die Antwort auf die eingangs gestellte Frage wird vorläufig lauten: Wir sind nicht in der Lage, Tiere „durch Suggestion" zu hypnotisieren oder schlafenden Tieren „mit Erfolg" Suggestionen zu erteilen.

Sollte es aber nicht durch Fixation oder Faszination möglich sein, Tiere zu hypnotisieren? Wer hätte nicht schon von Schlangen gehört, die durch den Blick ihrer Augen ihre Opfer „hypnotisieren"? Wer hat nicht schon vom Basiliskenblick gelesen? Wer weiß es nicht, daß kühne Jäger durch ihren Blick Löwen zur Flucht veranlaßten?

Gemach, gemach! Erstens gilt es als erwiesen, daß der Löwe ein feiger und schreckhafter Gesell ist, der nur, von wütendem Hunger gepeinigt, sich an den Menschen heranwagt. Zweitens darf man die Jagdabenteuer selbst berühmter Jäger nicht als wissenschaftlich erwiesene Tatsachen hinnehmen, — es gibt wohl auch ein „Löwen-Jäger-Latein". — Weiter ist der Basilisk ein Sagentier, das noch niemand gesehen hat. Endlich aber — vorausgesetzt, es werden Vögel und andere kleine Tiere durch die ihnen nahenden Schlangen gebannt — sind sie dann wirklich hypnotisiert? Hat nicht vielmehr der Schrecken ihre Glieder gelähmt und ihre Flucht verhindert?

Bei allen Tieren, ja selbst beim Menschen

finden wir analoge Fälle. Es ist allein der plötzliche Nervenschock, der sie erstarren macht, ohne daß von Schlaf (Hypnose) die Rede sein kann. Hirsche und Rehe verharren nach sogenannten Prellschüssen, die ihre Bewegungsfähigkeit nicht im Mindesten behindern, in starrer Unbeweglichkeit. Wenn Kinder, im schnellen Laufen begriffen, stolpern und hinfallen, so geschieht es wohl, daß sie, ohne einen Laut von sich zu geben, bewegungslos liegen bleiben und erst nach mehreren Sekunden zu weinen und zu schreien anfangen. (Preyer.)

Hier handelt sichs aber stets um Schreckwirkung, Schrecklähmung, um ein „Starrsein vor Schreck". Es ist die Plötzlichkeit und Stärke des Reizes ähnlich den physiologischen Wirkungen des Blitzschlages auf Menschen und Tiere, die nicht direkt getroffen, sondern nur „in der Nähe" sich befinden und „nach dem ersten Schreck" sich zitternd erholen. Prof. Herm. Fischer will diese Schreckwirkung (Nervenschock)[9]) zurückführen auf eine durch Erschütterung bewirkte Reflexlähmung der Gefäßnerven, so daß die peripheren Gefäßbezirke weniger, die der Baucheingeweide mehr Blut enthalten als bisher.

„Da die Haut blutleer ist", meint Fischer, „wird

T- Fischer. Über den Schock. Sammlung kleiner Vorträge von R. Volkmann Nr. 10.

dieselbe blaß, empfindungslos und kühl: da das Blut aber noch an einzelnen Teilen der Venen stagniert, so bekommen dieselben eine leicht bläuliche Färbung. Wir wissen aus den Stanniusschen Versuchen, daß blutleere Muskeln starr und leistungsunfähig werden, daher die enorme Muskelschwäche beim Schreck. Aus dem momentanen Stillstande des Herzens erklärt sich der kleine, unregelmäßige, aussetzende Puls; aus der Blutleere des Gehirns die Trägheit des Sensorium, die Teilnahmslosigkeit des Patienten, die Brechneigung und das wirkliche Erbrechen.“

Auch Billroth versteht unter Schock den paralysieren- den Einfluß einer plötzlichen und heftigen Nervenverletzung auf die Herztätigkeit. Ein Mensch kann z. B. durch einen heftigen Schlag auf die Herzgrube plötzlich sterben, ohne daß die Sektion etwas Pathologisches ergibt. (Billroth ist daher geneigt, der Schmerzempfindung einen bedeutenden Einfluß bei der Entstehung von Kollaps nach Verletzungen zuzuschreiben“)

Jedenfalls erklärt der Schreck bzw. die Wirkung des Nervenschocks uns das sogenannte „Totstellen“ ergriffener oder plötzlich verwundeter Tiere vollständig, so daß wir hierbei nicht zur Erklärung durch Hypnose unsere Zuflucht nehmen müssen. Hat auch der

Zustand der Erstarrung zuweilen Ähnlichkeit mit der Katalepsie Hypnotisierter, so handelt sich's doch nicht um hypnotische bzw. suggerierte Katalepsie, sondern vielmehr um Schreck-Erstarrung oder Kataplexie.

Für diese Annahme sprechen auch die bisher vorgenommenen Experimente von Kircher bis auf Ezermak und Preyer.

Ein Vortrag[10]) über den tierischen Hypnotismus wird natürlich großes Interesse erregen, zumal wenn Experimente denselben illustrieren. Es mögen daher hier einige geschichtliche Daten und Angaben über die Durchführung der Experimente folgen:

Der berühmte Jesuit Athanasius Kircher (geb. 1601, gest. 1680), Professor am Kollegium Romanum, gab im Jahre 1646 zu Rom unter dem sonderbaren Titel „Ars magna lucis et umbrae" ein dickleibiges Werk in Folio heraus, in welchem eine Fülle interessanter Beobachtungen und Experimente ausgespeichert ist. Im ersten Teile des zweiten Buches, wo vom Aktiobolismus oder dem Strahlenwerfer des Lichtes gehandelt wird, findet sich im 10. Kapitel ein besonderes Konsektarium „De radiatione imirationis". Hier beschreibt der Verfasser unter der Überschrift „de imaginatione glinae"

10) Vorträge über den tierischen Hypnotismus bez. die erläuternden Experimente dürfen polizeilich nicht verboten werden

Augen einen Span leget." (Abb. 17.)

folgenden Versuch:

„Man binde einem Huhn die Füße zusammen und lege es auf einen beliebigen Fußboden, so wird dasselbe anfangs durch Schlagen mit den Flügeln und Bewegungen des ganzen Körpers auf jede Weise sich von der Fessel zu befreien trachten. Nach dem vergeblichen Versuche, zu entkommen, wird es ruhig. Während das Huhn still daliegt, ziehe man vom Auge desselben auf dem Boden einen geraden Strich mit Kreide, lasse es dann nach Lösung der Fußfessel liegen, so wird das Huhn, trotzdem es nicht mehr gebunden ist, nicht fortlaufen, auch wenn man es dazu anregt."

Dieses Experiment, welches Kircher zum Erstaunen der Zuschauer öfters machte, nennt man gewöhnlich das „Experimentum mirabile."

Indessen ist Kircher, dem irrtümlich die Entdeckung der immerhin merkwürdigen Erscheinung zugeschrieben wird, keineswegs der erste, der dies Experiment gemacht, vielmehr finden wir dasselbe schon 10 Jahre früher erwähnt in einem Werke von Daniel Schwenter. Dieses Buch führt den Titel: „Deliciae physicomathematicae" oder „Mathematische und Philosophische Erquickstunden . . . Allen Kunstliebenden zu Ehren, Nütz, Ergötzung des Gemüts und sonderbarem Wohlgefallen am Tag gegeben.

Durch M. Danielem Schwenterum, Mathematum und Linguarum Orientalum bey der löblichen Universität Altdorf Professore Public. Nürnberg 1636."

Auf Seite 562 in der „Erquickstunden sechzehntem Teil" heißt es:

„Die XIII. Auffgab." Eine gantz wilde Hennen so zaam zu machen, dah sie von sich selbst, unbeweglich still und im großen Forchten sitze.

„Wilt du eine wunderliche Kurtzweil ansangen, so nimb eine Henne, sie sey beschaffen wie sie wolle, setze sie auf einen Tisch, halt ihr den Schnabel auf den Tisch, fahr ihr mit einer Kreyden über den Schnabel hernach der Läng hinauß, daß die Kreyde von dem Schnabel an einen starcken langen Strich auf den Tisch mache, laß die Henne also ledig, so wird sie ganz erschrocken still sitzen, den strich mit unveränderten Augen ansehen, und wann nur die Nachstehenden sich still halten, nicht leichtlich von dannen fliegen. Eben diß geschiehet auch, wenn man sie auf einem Tisch hält, und ihr über die Augen einen Span leget:" (Abb. 17.)

Sehr oft zeigen Taschenspieler gelegentlich ihrer Produktionen ähnliche Experimente, bei denen kleinere Tiere, namentlich Tauben und Kanarienvögel, wenn sie mit der Hand ergriffen und auf den Rücken gelegt werden, ruhig liegen bleiben, nachdem die Hand längst entfernt ist.

In neuerer Zeit haben sowohl der Physiologe I. N. Ezermak als auch nach ihm Prof. Preyer sich mit der Erforschung der eigentümlichen Erscheinung beschäftigt.

Ezermak berichtet, daß er durch eine Notiz über „das Magnetisieren der Flußkrebse" veranlaßt worden

Abb. 17. Huhn in Kataplexie.

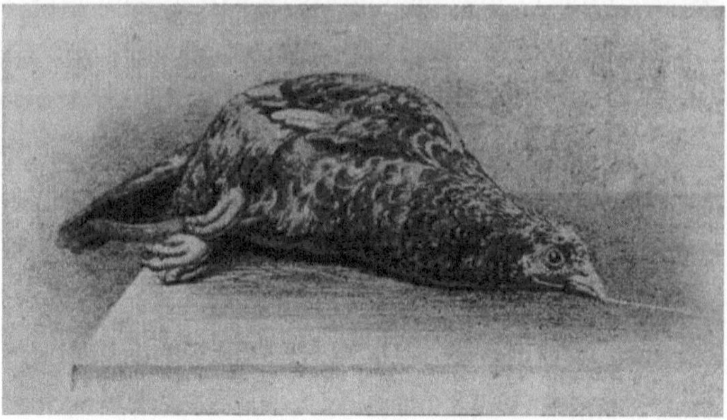

sei, mit diefen Tieren Versuche anzustellen. Er fand, daß Krebse ohne weiteres regungslos auf dem Kopfe stehen bleiben, wenn man sie trotz ihres anfänglichen Widerstrebens in diese Stellung bringt und so lange festhält, bis sie sich völlig beruhigt haben. Erst nach mehreren Minuten verändern die Tiere ihre unbequeme

Stellung. Abb. 18—20.

Ezermak wiederholte das Kirchersche Experiment und es gelang ihm mit Hühnern, Enten, Gänsen, Truthühnern und einem Schwan.

Anfänglich glaubte er an einen hypnotischen oder doch diesem ähnlichen Znstand, bis er — von Preyer darauf aufmerksam gemacht — erkannte, daß es sich hier lediglich um eine Schreckanwandlung handle, ähnlich jener, die den Vogel beim Anblick der Schlange erstarren macht und regungslos verharren läßt. Preyer nannte diesen Zustand Kataplexie oder kataplexischen Zustand (Zustand des Erschreckens) im Gegensatz zur hypnotischen Katalepsie (Körperstarre). Preyer hatte mit Hühnern, Lauben, Meerschweinchen, Kaninchen, Eichhörnchen und Fröschen experimentiert und schreibt darüber u. a.: Von einem hypnotischen Zustande kann ich aber das Liegenbleiben in der Rückenlage oder mit ausgestreckten Extremitäten oder in allerlei Verschränkungen nicht herleiten. Ich habe in keinem Falle die Tiere einschlafen, sondern nur sie vorübergehend die Augen schließen gesehen. Es scheint mir eine ungleich natürlichere Erklärung der auf den ersten Blick paradoxen Erscheinung sich darzubieten. Wenn man ein Huhn auf den Tisch bringt, ihm eine ungewohnte Stellung erteilt, es z. B. auf den Rücken legt und mit den Händen die abwehrenden Bewegungen verhindert, so wird das schon durch das unmittelbar vorhergegangene Einfangen erschreckte, jetzt auf das äußerste geängstigte Tier sehr bald ruhig. Es hat gemerkt, daß es gehalten wird und daß seine Fluchtversuche vergeblich sind. Es fürchtet das Schlimmste. Wenn jetzt mit größter Behutsamkeit der Halt gelockert wird, indem man, die Hände ganz allmählich zurückziehend, den ohnehin schwachen Druck auf den Körper des Tieres ganz schwinden läßt, so bleibt dieses 1, auch 2, selbst über 4 Minuten bewegungslos keuchend und meist mit dem Ausdrucke der Angst oder des Schreckens in der ihm vorher erteilten unnatürlichen Stellung, weil es glaubt, es werde noch gehalten. Das Tier hat die Erfahrung, daß Bewegungen ihm nichts helfen, daß jeder Widerstand vergeblich ist, und so lange es keine Veränderung merkt, bleibt es nach der so gewonnenen Erfahrung sich konsequent richtend, in der ihm aufgezwungenen Stellung.

Mit großer Vorsicht kann sogar vom Experimentator an dieser Stellung etwas geändert werden. Eine unsanfte Berührung aber, eine Erschütterung, ein Schall, ein Lichtblitz (bei den in der Dämmerung angestellten Versuchen) löst eine Reflexbewegung aus und dann merkt das Tier, daß es nicht mehr gefesselt ist. Daher das oft im höchsten Grade vorhandene ergötzliche Erstaunen nach dem Aufspringen. Da die Tiere nicht deutlich sagen können, was sie empfinden und denken, so bleibt dieser Ausgangspunkt einer Erklärung vorläufig eine reine Hypothese, aber eine wahrscheinliche. Denn wenn ich die Hände nicht langsam, sondern schnell

Abb. 18—20. Flußkrebs in Kataplexie.

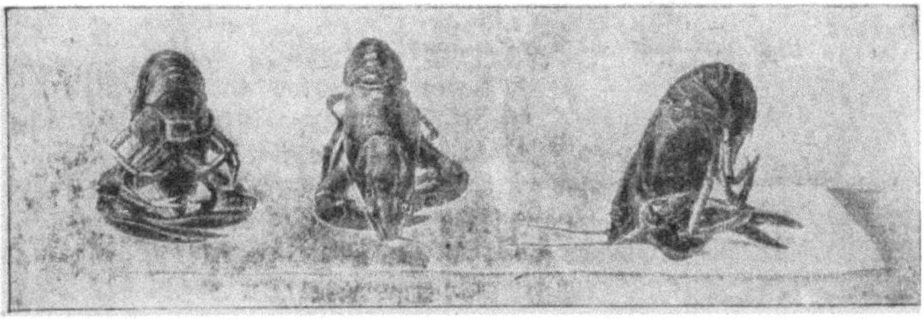

entferne, nachdem die Fluchtversuche aufgehört haben, springen die Tiere sofort in ihre natürliche Stellung zurück, sie merken die Lösung der Fessel. Ferner beobachtete ich häufig ein Zittern der Extremitäten oder auch des Rumpfes während der Versuche. Endlich scheint die enorme Angst, welche die Überlegung hemmt, noch gesteigert zu werden, wenn ich eine Kautschukplatte über den Kopf des Tieres ziehe, so daß es nichts sehen kann, die Atmung aber nicht behindert wird. Die also modifizierten trefflich gelungenen Versuche beweisen, daß Fixierung eines Gegenstandes ebenso irrelevant ist, wie der bekannte Kreidestrich. Bei Hunden glückte das Experimentum mirabile wohl deshalb nicht, weil sie die Befreiung sogleich merken. Die lebhaftesten Meerschweinchen und Frösche lassen sich hingegen, wenn man nur behutsam verfährt, meist in wenige als eine Minute in jenen Zustand resignierter Angst und willenloser Stupidität versetzen; bei intelligenteren Tieren wird er nicht so leicht oder gar nicht herbeizuführen sein.

Übrigens ist zu beachten, daß sehr viele Tiere im freien Zustande im Augenblick großer Gefahr und dadurch entstandener Furcht oder Angst bewegungslos in gerade derjenigen Stellung verharren, in welcher sie sich beim Erkennen der Gefahr befanden. Es beruht vielleicht auf Vererbung eines gewissen Instinkts, indem die ruhigeren Individuen (z. B. die „sich totstellenden Käfer") von den Gegnern übersehen und erhalten bleiben.

Neuerdings hat Privatdozent Dr. P. Schmidt auch den Nachweis erbracht,[11]) daß eine solche Katalepsie oder richtiger Kataplexie bei der Stabheuschrecke sehr leicht und intensiv eintrete. Ebenso ist dieser Zustand von Prof. Ochorowicz bei Elefanten, Kamelen, Löwen, Pferden, Hunden, Affen, Katzen, Schweinen, Schafen und Hasen

11) Vergl. Umschau Nr. 25. Jahrg. 1913. S. 498.

beobachtet worden. Bei der Stabheuschrecke erblickt Schmidt einen Naturschutz in der Autokatalepsie, wie sie der als Mimikry bezeichnete Zustand ja auch darstellt.

Soll das Tier-Experiment glücken, so ist der feste Wille des Experimentators notwendig, das Tier zu bändigen. Er muß energisch und schnell zugreifen, darf auch keinesfalls unnötige Bewegungen machen, um die Flucht des Tieres zu verhindern. Ruhig und fest zufassen, vorher den rechten Augenblick abpassen. Das Tier darf durch Jagen und Haschen nicht erregt werden. Es ist ja eine Schreckwirkung, nicht eine Angstwirkung, die die Kataplexie herbeiführt.

Frösche und Salamander ergreift man plötzlich von hinten mit einer langarmigen Pinzette oder Zange an einem Bein hebt sie schnell aus ihrem Behälter heraus und legt sie schnell, aber dennoch behutsam (nicht aufschlagen oder werfen) auf den Tisch. Allmählich kann man dann vorsichtig die Zange entfernen, die Tiere bleiben mehrere Minuten wie tot liegen. Abb. 21.

Krebse werden am Schwanze fest gepackt, auf den Kopf gestellt und einen Moment festgehalten. Dann entfernt man langsam und vorsichtig die Hand. —

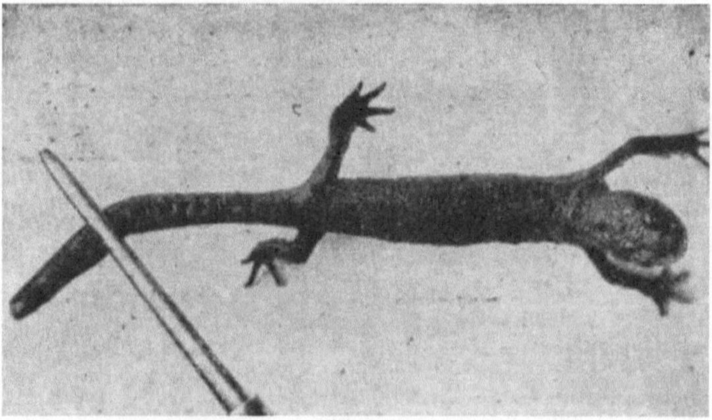
Abb. 21

Die beigegebenen Bilder erläutern die Lage bzw. Stellung der Tiere. Diese Experimente bedürfen nur geringer Vorübung, sie sind sehr interessant und überraschend, eignen sich daher recht gut zur Vorführung im kleineren Kreise. Am besten und sichtbarsten werden sie mit größeren Tieren auf einem glatten Tisch, mit kleineren auf einer freihängenden oder liegenden Glasplatte vorgenommen.

Anhang.

Zehnter Brief.

Über das Fernsehen und das Hellseh-Experiment.

Wenn ich mich vom sicheren Boden der exakten Forschung scheinbar auf den der Spekulation begebe, so geschieht dies, weil vorläufig noch ebenso viele gewichtige Momente für das Hell- und Fernsehen sprechen wie dagegen. Es sei nur an die zahllosen „erfüllten Prophezeiungen" erinnert, die das Hellsehen, ja das Schauen in eine ferner Zukunft klar beweisen. Sie mit überlegenem Lächeln als Spiel des Zufalls abzutun, geht angesichts der Genauigkeit der Beschreibungen nicht an. Erklären können wir sie nicht, also gilt es, zu erforschen, ob die Fähigkeit, Fernes und Zukünftiges zu schauen, nicht vielleicht eine Eigenschaft ist, die in der Entwicklungslinie der Menschheit liegt. Wenn die Entwicklungstheorie Wahrheit ist, wenn wir uns wirklich aus einer niederen zu der hohen gegenwärtigen Stufe entwickelt haben, wenn wir Sinn um Sinn, Fähigkeit um Fähigkeit uns anzueignen vermochten, dann ist's nicht ausgeschlossen, daß dieser Vorgang sich auch noch weiterhin vollzieht. Wir können nicht annehmen, daß wir den höchsten Stand und damit die oberste Grenze der Entwicklung schon erreicht haben.

Ist diese Schlußfolgerung richtig, dann liegt kein Grund vor, eine Fähigkeit, die von einzelnen Menschen behauptet wird, auch bei anderen zu vermuten. Vielleicht ist sie bereits bei vielen latent vorhanden und harrt der Erweckung und der Übung. Vielleicht entwickelt sie sich bei allen Menschen künftiger Generationen! Jedenfalls gilt es, zu forschen, festzustellen und im Unterbewußtsein gleichsam Umschau zu halten. Diese Erwägung ist für mich Veranlassung, dem Fernseh- und Hellsehexperiment ein besonderes Kapitel zu widmen. Der Amerikaner Dr. Baker Fahnestok behauptet, daß es durch eigene Willensanspannung möglich sei, Schmerz- und Unlustgefühle zu unterdrücken, zu empfinden oder unempfindlich gegen äußere Eindrücke zu werden. Er nennt diesen Zustand „Statu volence". Er meint, daß jeder durch die eigene Macht des Willens sich in den statuvolischen (gewollten) oder somnambulen (schlafwandlerischen) Zustand versetzen könne, unabhängig und im Gegensatze von dem Willen jemands, der etwa so elektrisch (starkwillig) beschaffen wäre. Die Hellbesinnung ist (Clearmindeness) die Gabe, ohne Hilfe der natürlichen (äußeren) Sinnesorgane, also nur durch den Geist oder die inneren Seelenvermögen, zu sehen, zu hören, zu schmecken, zu riechen und zu fühlen. Durch experi- mentell entwickelte Tatsachen beweist er, daß der Mensch zwei unterschiedliche Sinnesreihen besitzt: die eine ist dem Körper, die andere seiner geistigen Natur eigen. Es gab eine Zeit, und sie wird wiederkehren, — wo die Kraft, sich zu bewegen oder sich in ferne Gegenden zu begeben, eine Eigenschaft der geistigen Natur des Menschen war. Diese Kraft besaß nach seiner Ansicht ursprünglich jede Person, aber sie ging im Verlaufe der Zeitalter durch Nichtbenutzung verloren, da ihr Besitzwert nicht erkannt wurde. Viele besaßen diese Gabe von Natur und waren imstande, ihre Sinne im Zustande der Hellbesinnung dort ebenso zu benutzen, wie in der persönlichen Nähe.

Fahnestok sagt: „Beim Auslegen der Hände, behufs Heilung von Krankheiten, ist das einzig Wirksame der Glaube, oder Willens- und Glaubensakt des Leidenden. Die Magnetiseure glauben wirklich fast alle, daß sämtliche Phänomene, welche aus einer teilweisen Trennung der Seele und des Leibes resultieren, die von einem eigentlichen Fluidum, das aus ihren Fingerspitzen ausströme, hervorgebrachten Wirkungen wären, während in der Tat alle die Phänomene, vom Hellsehen bis zum vollkommenen Trance- und kataleptischen Zustande, von dem größeren oder geringeren Grade der

Abstraktion der geistigen von der materiellen Natur des Menschen abhängig sind, welche Abgezogenheit lediglich das Ergebnis seiner selbsteigenen ununterstützten Wirkungs- oder Willenskraft ist."

Wenn nun auch jeder, durch Beachtung der Fahnestokschen Vorschriften, sich selbst in den Zustand der Statuvolence zu versetzen vermag, sich selbst magnetisieren oder hypnotisieren könnte, so ist Baretys Lehre: „Die Magnetisierung durch die magnetische Kraft eines andern mittels ausstrahlenden Äthers" nicht widerlegt. — Wenn wir durch Aufgebot unseres Willens uns in magnetischen Schlaf versetzen können, so ist es nicht der Wille, sondern die sogenannte Nervenoder magnetische Kraft, welche unsere Nerven belastet. In Wahrheit ist es der durch die Nerven modifizierte, durch den Einfluß des Willens freigewordene Äther, der uns in den magnetischen Schlaf zu setzen vermag. Der Zustand der Statuvolence ist kein anderer, als der des magnetischen Schlafes, einerlei ob er durch mineralische oder organische Einflüsse hervorgebracht wird. Die Kraft des Fühlens und Denkens von der Kraft des Willens beherrscht, betrachten wir als unmöglichen Zustand, denn Fühlen und Denken sind gesetzgebende Mächte der Seele, das Wollen aber ist die vollziehende Gewalt derselben. Geht der magnetische Schlaf aus dem eigenen Willen hervor, so steht hinter dem Wollen das unbewußte Fühlen und Denken, und diese muß man als die eigentlichen Ursachen der Statuvolence bezeichnen.

„Um den Zustand der Statuvolence herbeizuführen, soll man sich — nach Fahnestok — üben, seinen Geist in eine bestimmte, wohlbekannte Gegend, Haus usw. zu versetzen. Man soll sich nun möglichst lebhaft vorstellen, daß man einen Gang durch das Haus, die Wohnung usw. mache. Es soll dies langsam, gewissermaßen schrittweise geschehen, dabei soll man alles genau beobachten und versuchen, eine Person in jenen Räumen zu finden. Ist dies gelungen, so soll man weiter beobachten, was diese Person tut. Arbeitet oder sitzt sie, so soll man versuchen, sie ruhend oder stehend zu sehen. Gelingt dies nicht, kann man die Person nur in der ursprünglichen Stellung erblicken, so ist klar, daß man nicht eine imaginäre, sondern eine wirkliche Person sieht." —

Ob es einem jeden auf diese Weise gelingen wird, eine Art Fernsehen zu ermöglichen, vermag ich nicht zu sagen. Jedenfalls ist es nicht unmöglich, da der Versuch verschiedenen Leuten geglückt sein soll. Sicherer wird uns indessen der hypnotische Schlaf unter Leitung eines geübten Hypnotiseurs bzw. Magnetiseurs zum Ziele bringen.

Im wachen Zustande können auch wir andere

Personen, die in unserer Nähe sich befinden, geistig durchschauen, dagegen ist uns ein Einblick in die feineren Verhältnisse ihrer Organisation, ein unmittelbares seelisches Schauen der inneren Körperlichkeit und ihrer Zustände unmöglich. Ohne Unterschied der Entfernung findet dieses seelische Schauen im magnetischen Traume statt, obschon wir keine Erklärung dafür finden.

Es ist durchaus nicht anzunehmen, daß die Seele des Schlafenden ihren Körper einige Zeit lang verläßt und in den Organismus des zu Durchschauenden eindringt. Verließe die Seele auch nur auf Momente ihren Körper, so würde derselbe bis zu ihrer Rückkehr chemisch so verändert sein, daß ein ferneres Leben unter den früheren Bedingungen undenkbar wäre; denn er würde sofort aufhören, das zu sein, was er ist und unfähig, das Hellbewußtsein der Seele durch Worte auszusprechen.

Aus der magischen Literatur sind uns sehr viele und sicher beglaubigte Fälle bekannt, wo der im magnetischen Traume Weilende, sich oft nach Gegenden in die weiteste Entfernung versetzt glaubte und mit großer Sicherheit alle dortigen Personen, Gegenstände und Ereignisse wahrnahm und denjenigen, mit denen er im magnetischen Rapport stand, die allergenauesten Einzelheiten und Vorfälle zu beschreiben wußte. Sobald jedoch der magnetische Träumer in seinen wachen

Zustand zurückkehrte, hatte er von seinen Mitteilungen und Träumen keine Ahnung mehr. Beglaubigte und geprüfte Mitteilungen von magnetischen Schläfern waren oft so erschöpfend und genau, daß man glaubte, der oder die Somnambule müßte die beschriebenen Personen, ihre Hantierungen, Sachen und Erlebnisse mit sinnlichen Augen wahrgenommen haben, während dies leiblich doch niemals geschehen sein konnte. Wir kennen die Tatsachen, sind aber unfähig, sie zu erklären. Oft ist die Gestalt des im magnetischen Schlaf Befindlichen und zugleich Hellsehenden an den Orten erblickt worden, welche der letztere mit allen Personen, Umständen, Verhältnissen und Ereignissen so genau wie er beschrieb, zu erblicken wähnte. Man hat versucht, diesen Tatsachen folgende Erklärung unterzulegen: „Die Seele kann den Körper des im magnetischen Schlafe Weilenden nicht verlassen, ohne daß der Bestand seines Organismus aufhört; sie kann aber Ätherströme frei machen und den Äther so modifizieren, daß er die Gestalt des Tiefschläfers oder, in anderen Fällen, des Sterbenden auch wiederspiegelt und dieses Phantom denen erscheint, die für dessen Wahrnehmung empfänglich sind." Wir stehen hier vor unlöslichen Rätseln. Noch rätselhafter als das eben erwähnte ist das seelische Hellbewußtsein einzelner Somnambulen, das

Schauen der Vergangenheit und Zukunft von Personen, Familien, Weltereignissen und von Nationen. Wenn wir auch zugeben, daß innerhalb des unbewußten Denkens und Fühlens manches auf Grund gegebener Tatsachen rekonstruiert werde und dann vor das Traumbewußtsein des Schläfers trete, so kann das keinesfalls genügen und erklären, Ereignisse von Weltbedeutung hundert Jahre und mehr voraus zu verkünden oder hundert Jahre früher alle Einzelheiten des Lebens, der Verhältnisse, Umstände, Ereignisse einer Familie zu schauen, von der der Tiefschläfer keine Kenntnis haben konnte. Allerdings werden im unbewußten Wirken der Seele gewiß ebenso, wie im bewußten Tagesleben, die unbekannten Dinge zum Teil aus den bekannten intuitiv erschlossen: im unbewußten weit mehr als im bewußten Wirken, aber es müssen sich doch hierbei magische Einflüsse einer unbekannten Größe einmischen, die durch exakte Naturforschung bisher nicht gefunden werden. Man sollte meinen, daß die individuelle Seele zu einer solchen Rück- und Vorwärtsschau in die Jahrhunderte mehr Kräfte brauche, als sie bei der Konzentration in sich selbst gewinnen kann. Die Operationen ihrer Logik des Denkens und Fühlens im unbewußten Leben können weder dieses Fernschauen noch Rückwärts-Hellblicken erklären.

Ich betone nochmals, daß beim Hypnotismus die Dynamik der Nerven gelähmt wird, ohne ihre Chemie zu beeinflussen. Nur hierdurch sind die Bedingungen des Tiefschlafes gegeben. Das Endziel desselben ist Hellsehen im magnetischen Traum. Sobald solches geschieht, verschiebt sich die Schwelle des Bewußtseins: das Bewußtsein der Welt des Tages sinkt hernieder in Vergessenheit, Unbewußtsein, das der magischen Welt steigt heraus zum Bewußtsein; es erwachen die magischen Kräfte der Seele zur Aktivität; es erfolgt die unmittelbare Wahrnehmung der Formen und Zustände des eigenen Körpers und fremder Leiber, die Durchschauung der eigenen Seele und fremder Seelen, das Hellsehen in weiten Entfernungen.

Zur Herbeiführung des Hellsehens ist es notwendig, daß Hypnotiseur und Medium in innigstem Rapport stehen. Das Medium darf, ja es muß „feinnervig" (nicht robust), aber durchaus gesund sein. Hysterische Personen werden sich nur selten zur Durchführung des Experiments eignen. Die „Sensitiven" sind die besten Medien. — Der Hypnotiseur darf bei diesem Experiment keineswegs sich als Suggestionist fühlen. Nicht befehlen soll er, nicht seinen Willen zur Geltung bringen, sondern einzig und allein die Überwachung ausüben, und Störungen sowie Erregungen vom Medium fernhalten. Bei diesem Experiment leitet das Medium; seinem Willen darf kein Zwang angetan werden, soll es die eigenen Wahrnehmungen und nicht nur etwa die Gedanken des Hypnotiseurs zum Ausdruck bringen.

Das Hellseh-Experiment darf erst nach einer mehrmaligen Hypnotisierung vorgenommen werden. Es muß das Medium an die Situation durchaus gewöhnt sein. Aber es darf auch nicht durch Suggestion ein Unabhängigkeitsverhältnis geschaffen und so das Medium zur Vornahme des Experiments überredet werden. Nach meinen Erfahrungen bewahren gesunde Personen selbst nach zahlreichen Hypnotisierungen durchaus ihre Selbständigkeit. Diese muß noch gestärkt werden durch das Verhalten des Hypnotiseurs. Des Hypnotisierten Wille sei ihm höchstes Gesetz. —

Das Hellsehexperiment soll nicht bei hellem Sonnenschein, nicht um Mittag, sondern des Morgens oder Abends in einem nicht zu warmen Zimmer bei gedämpftem Licht vorgenommen werden. —

Nach erfolgter Einschläferung werden etwa noch 20 bis 30 magnetische Streichungen vom Kopf über Schultern und Brust nach den Füßen gemacht. Eine Berührung des Körpers ist hierbei nicht erforderlich. Jede Streichung soll etwa 20 Sekunden währen, also ziemlich langsam erfolgen. Sodann wird die rechte Hand hohl an den Hinterkopf angelegt, die linke dagegen halte man mit gespitzten Fingern vor die geschlossenen Augen (Prof. Ennemoser, Elliotson, Sandby) und verharre in dieser Stellung etwa eine Minute.

„Damit sind", wie Prof. Dr. med. Ennemoser schreibt, „die natürlichen Bedürfnisse schweigsam geworden und ohne Drang. Auch das Atmen ist geringer und langsam, wie es beim angestrengten Denken der Fall ist. Das Herz ist so ruhig, daß oft kaum der Puls zu zählen, und doch ist keine Ohnmacht, kein gehemmter Kreislauf schuld daran."

Zunächst fragen Sie das schlafende Medium, wie es sich fühle. Aber nicht in der bei der Suggestionsbehandlung üblichen Befehlsform: „Du fühlst Dich wohl!" sondern als freundlich sanfte Frage: „Wie fühlst Du Dich?" In keiner Frage darf die Antwort oder ein Hinweis auf die gewünschte Antwort enthalten sein, sie würde damit zur Suggestion.

Nun bitten Sie das Medium, einmal den Versuch zu machen, das Innere seines eigenen Körpers zu erschauen. Erklärt das Medium — oft geschieht dies erst nach 5 bis 15 Minuten — es erblicke tatsächlich sein Inneres, so erfolgt die Frage: „Was siehst Du? Bitte, versuche es zu beschreiben". Erfolgt eine Beschreibung, so unterbrechen Sie den Gedankengang des Mediums nicht durch Fragen. Zunächst hören Sie. Hat das Medium geendet, so bitten Sie den Blick auf einen anderen Teil des Organismus zu richten. Ist das Herz beschrieben, so fragen Sie etwa, „was siehst Du tiefer unter dem Herzen“ usw.; sodann lenken Sie den Blick des Mediums auf ihre Tätigkeit. Frage: „Kannst Du nun sehen, was ich tue, welche Bewegung ich mache?“ Werden die richtigen Antworten gegeben, so kann der Hypnotiseur weiter gehen und in andere Teile seines Körpers schauen lassen.

In den ersten Sitzungen vermeiden Sie es jedoch, in andere Personen blicken oder gar leblose Gegenstände (Briefe) beschreiben bzw. entziffern zu lassen. Erst muß Übung vorhanden sein. Das Medium muß erst mit seinem geistigen Auge sehen lernen und auch sich die Fähigkeit aneignen, richtig zu beschreiben. Dazu gehört aber Übung und Geduld.

Hat die Sitzung eine halbe Stunde gedauert, so fragen Sie das Medium, ob es eine Beendigung derselben wünsche.Niemals dehnen Sie die Sitzung länger aus als eine Stunde. Bitten Sie das Medium, nunmehr die Inschau oder Umschau einzustellen und sich auf das Erwachen vorzubereiten.

Nach 4—5 Minuten, nicht früher, machen Sie mit umgekehrten (Handflächen nach oben gerichtet) Händen einige Striche von den Füßen nach dem Kopfe.

Danach erwecken Sie wie im ersten Briefe angegeben. — Mit dem Hellseh-Medium machen Sie nicht andere, etwa wie im achten Brief beschriebene Experimente, es würde sonst die Fähigkeit der selbständigen Inschau und Umschau schließlich wieder verlieren.

Muten Sie dem Medium nicht gleich anfänglich Fähigkeiten zu, die außerhalb seiner Bildungssphäre liegen, erwarten Sie alles von der Zeit. Hellsehende Medien müssen nach den Mitteilungen erfahrener Forscher entwickelt werden und dazu sind oft Jahre erforderlich.

Anhang.

Autohypnose chsuggestion.

Da die Polizei- und Verwaltungsbehörden in deutschen und einigen Auslandsstaaten öffentliche Experimentalvorträge über Hypnose und Suggestion zu verbieten pflegen, kündigten verschiedene Hypnotiseure Vorträge über Autohypnose oder Selbsteinschläferung, andere solche über Wachsuggestion an. Erstere verzichteten auf die beanstandete Heranziehung fremder Personen zu Experimentierzwecken überhaupt, während die Wachsuggestionisten lediglich von der Einschläferung Abstand nahmen.

Wie der aufmerksame Leser der vorliegenden Unterrichtsbriefe weiß, ist jede Hypnose in Wahrheit Autohypnose. Nicht der Hypnotiseur schläfert das Medium ein, dieses schläft vielmehr ein, weil es den Schlaf erwartet, nach dem bereits erwähnten psychologischen Gesetze: „Jeder erwartete physiologische oder psychologische Effekt im Körper hat die Neigung einzutreten." — Wenn also der Hypnotiseur zugleich Medium sein und einschlafen will, hat er nur nötig, den Schlaf zu erwarten. Tatsächlich gelangt man durch Übung und Willenskonzentration ziemlich leicht dazu. Es gab und gibt viele Menschen, die zu jeder beliebigen Zeit einschlafen wenn sie eine bestimmte Lage einnehmen. Napoleon I. vermochte es, auf dem Pferde reitend, zu schlafen. Die Mönche auf dem Berge Athos, die sich als Omphalopsychiker bezeichneten, führten den Schlaf herbei, indem sie den Blick ihrer beiden Augen auf den Nabel richteten. Fakire schlafen tief ein, wenn sie den

Finger an die Nasenspitze legen und den Blick beider Augen einige Minuten darauf richten. Das sind aber nur Hilfsmittel. Hauptsache bleibt der Willensakt bzw. die bestimmte Erwartung des Schlafes. Zweifeln Sie nicht, üben Sie.

Nehmen Sie eine bequeme Stellung ein in einem Lehnstuhle oder einer Sofaecke, fixieren Sie Ihren Finger oder ein Hypnoskop und erwarten so den Eintritt des Schlafes. Nach wenigen Minuten wird er sich einstellen. Sollte es Ihnen nicht gelingen, so lassen Sie sich von einem zuverlässigen Freunde hypnotisieren und die Suggestion erteilen:

„Jedes Mal wenn du mit der Absicht einzuschlafen, deine Fingerspitze (oder das Hypnoskop) anschaust, wirst du einschlafen".

Sie können das Experiment anfänglich auch vor einem Spiegel machen, wenn ein hypnotisierender Freund Ihnen nicht zur Verfügung steht. Setzen Sie sich vor einen Spiegel und sehen Sie Ihrem Spiegelbild in die Augen, richtiger auf die Nasenwurzel, indem Sie energisch ans Einschlafen denken. Schon nach wenigen Versuchen gelingt das Experiment.

Mit dem Einschlafen ist aber noch nichts gewonnen. Sie müssen sich vorher die Suggestion geben: „Nach 5 Minuten erwache ich".

Vor dem nächsten Versuch erfolgt dann die weitere Suggestion: „Ich verfalle in Katalepsie (Gliederstarre) und erwache nach 5 Minuten".

Sodann folgt die Suggestion: „Nach dem Einschlafen tritt Empfindungslosigkeit ein". — Zuerst in einem Organ, Hand, Finger, Nase usw., später im ganzen Körper. —

Nach einigen Versuchen können Sie sich dann produzieren. Aber ich rate Ihnen, zu Ihrem Schutze einen Freund hinzuzuziehen, der die Experimente überwacht und Sie vor unangemessenen Scherzen oder gar Roheiten verständnisloser Zuschauer schützt, die mit unsauberen Nadeln oder Taschenmessern an Ihnen herumstechen wollen. —

Die Wachsuggestion

erfordert außerordentliche Gewandtheit und sicheres Auftreten des Suggestionisten. Aber das Wesen der Wachsuggestion habe ich mich auf Seite 30 bereits geäußert, kann mich daher hier ziemlich kurz fassen. Sie suchen aus dem Zuschauerkreise eine Person mit schwärmerischem Blick aus und sagen ihr: „Sie sind ein gutes Medium. Achten Sie genau auf meine Worte!"

Indem Sie der Versuchsperson fest in die Augen schauen, reichen Sie ihr die linke Hand und sagen : „Fassen Sie mit ihrer rechten Hand meinen kleinen und Ringfinger, mit Ihrer Linken meinen Mittel- und Zeigefinger." — Es geschieht. — „So, nun halten Sie fest. Noch fester!"

Dabei fassen Sie, den Blick fest auf die Augen der Versuchsperson gerichtet, deren Hände mit Ihren festgehaltenen Händen und ziehen die Person von ihrem Sitze empor mit der energischen Suggestion: „Sie können jetzt meine Hand nicht loslassen. Sie fühlen einen Strom in Ihren Händen und Armen und müssen festhalten."

Folgt Ihnen die Person, so ist sie sehr suggestibel und es werden Ihnen weitere Experimente gelingen. Fühlen Sie dagegen Widerstand oder gar Lockerung der Ihre Finger umspannenden Hände, so streichen Sie schnell über die Arme des Mediums und sagen: „Der Bann ist gelöst, Ihre Hände sind frei." Damit lassen Sie los und suchen ein besser geeignetes Medium.

Wollen Sie mehrere geeignete Personen aussuchen, so bitten Sie 10—12 auf das Podium und lassen sie in einem Halbkreise Platz nehmen. Sodann ziehen Sie einen bereit gehaltenen schwarzen Zwirnfaden oder eine dünne lange Schnur — eine leichte Metallkette ist noch geeigneter — hervor und lassen denselben von allen im Halbkreise Sitzenden mit den Daumen und Zeigefingern beider Hände erfassen. Sie selbst nehmen die beiden Enden in die Hände und sagen : „Ich lasse nun meine magnetische Kraft auf Sie wirken. Verhalten Sie sich ganz passiv und leisten Sie keinen Widerstand. Die medial Veranlagten, besonders Sensitiven werden sehr bald einen feinen Strom in den Fingern und Händen spüren, der auf die Arme übergeht und den Körper ergreift, so daß Sie müde werden. Also geben Sie Acht." —

Unter lautloser Stille beobachten Sie die Teilnehmer. Es wird nur wenige Minuten dauern, dann zeigt sich die Wirkung. Besonders Geeignete werden sichtlich müde, Zittern der Augenlider tritt ein, die Arme sinken herab und Schlaf droht einzutreten. Sie lösen die Hände der Geeigneten von dem Faden, legen ihnen sanft die Hand aufs Haupt und sagen: „Bleiben Sie ruhig sitzen. Sie fühlen sich sehr wohl und hören nur, was ich Ihnen sage." —

Die Ungeeigneten veranlassen Sie, sich ins Auditorium zurückzubegeben und machen nun Ihre Experimente genau so wie mit Hypnotisierten. Je freundlicher, zarter Ihre Befehle trotz größter Energie gegeben werden, umso sicherer werden sie befolgt. Ruhe und Sicherheit des Experimentators ist die wichtigste Bedingung. Die Versuchspersonen dürfen nicht zur Überlegung kommen. Aber Sie dürfen sich auch nicht Experimente erlauben, durch die das Medium lächerlich gemacht oder in seinem Empfinden verletzt wird. — Treten Sie entschlossen und sicher auf, ohne Anmaßung, taktvoll, immer vorsichtig abwägend wie weit Sie gehen dürfen, dann ist Ihnen der Erfolg sicher, denn der schwächere Wille unterwirft sich stets dem stärkeren. Das ist eine psychologische

Erfahrungstatsache, mit der Sie in jedem Falle rechnen dürfen. Gedanken sind eben Kräfte und der Wille herrscht und siegt überall. –

Verlagsprogramm

Oldtimertools-Verlag

Folgende Titel sind für 2024 geplant oder bereits erschienen.

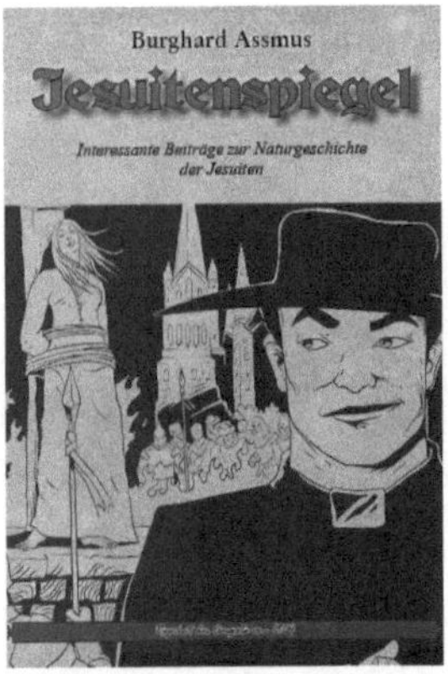

Burghard Assmus

Jesuitenspiegel

Interessante Enthüllungen der Schandmoral der Jesuiten

Reprint der Auflage von 1904

Aus dem Inhalt:

Jesuiten die Todfeinde des Menschengeschlechts / politische Hetzer, Unruhestifter und privilegierte Königsmörder / Ihre Schandmoral erlaubt alles: Meuchelmord, Meineid, Hochverrat, Ehebruch, widernatürliche Unzucht usw. / Ihr Missbrauch mit vorgetäuschten Wundern / Das … Geißeln junger Damen durch die Beichtväter und die frommen Übungen mit ihnen um Mitternacht / Ihre Knabenschändung / Spionage der Beichtväter an Fürstenhöfen / Betrügerischer Schacher mit Reliquien und Amuletten / Reliquien gegen Geburtswehen auf den Leib schwangerer Frauen / Entführung der Töchter der Protestanten in Böhmen / Durch Rutenpeitschen und Geißeln ihrer Schüler Erweckung des Hanges zur Päderastie / Ihre Unzucht mit Frauen und Mädchen, sogar im Beichtstuhl durch Pater Girard / Beraubung vieler Archive, sogar des päpstlichen, durch Jesuiten.

978-3-98979-063-6 Softcover
978-3-98979-064-3 Hardcover

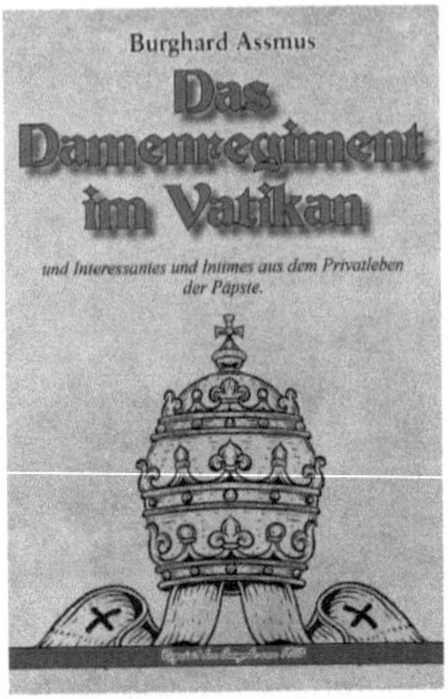

Burghard Assmus

Damenregiment im Vatikan.

Intimes aus dem Privatleben der Päpste

Reprint der Auflage von 1903

Der Verfasser schildert darin mit lebhaften Farben das ränkische Leben und Treiben am Hofe zur Zeit seiner tiefsten Erniedrigung. Das Buch bietet eine überaus fesselnde Lektüre, die jedem Gebildeten angelegentlicht empfohlen werden kann. (Original Buchwerbung von 1903)

978-3-98979-120-6 Softcover
978-3-98979-121-3 Hardcover

• •

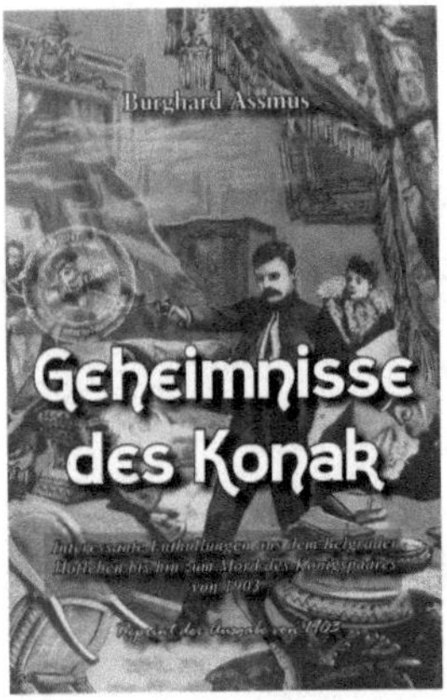

Burghard Assmus

Geheimnisse des Konak

Interessante Enthüllungen aus dem Belgrader Hofleben bis hin zum Mord des Königspaares von 1903 Mit gewohnter Meisterschaft werden von dem Verfasser in diesen Bande die Vorgeschichte bis hin zum verhängnisvollen Drama des Königsmordes im Konak am 11. Juni 1903 dargestellt. Auch sind besonders die ehrgeizigen Ränke und umtriebe einer Draga Maschin und Natalie in das richtige Licht gestellt worden. (Aus orignal Werbung)

978-3-98979-128-2 Softcover
978-3-98979-129-9 Hardcover

• •

Burghard Assmus

Eine gekrönte Messaline

Interessante Enthüllungen aus dem Liebesleben der Katharina die Große

Zarin von Russland

Reprint der Ausgabe von 1905

978-3-98979-122-0 Softcover
978-3-98979-122-0 Hardcover

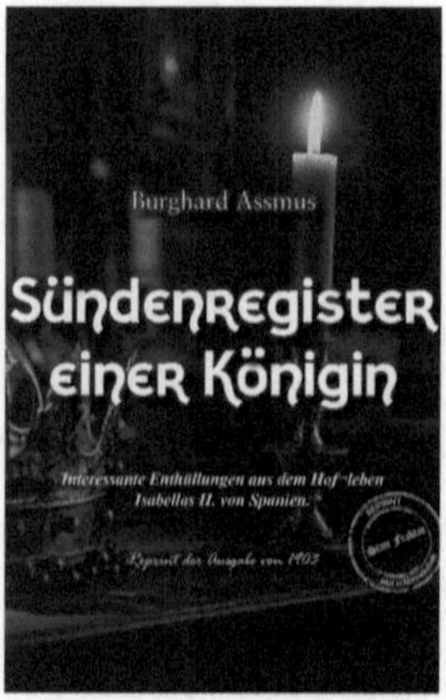

Burghard Assmus

Sündenregister einer Königin.

Über das Hof- und Liebesleben von Isabellas II. von Spanien, Zitat aus dem Werk: „Von dem Tage ihrer Mündigkeitserklärung an, also seit ihrem dreizehnten Jahre, ist sie niemals ohne Liebhaber gewesen, und die Zahl derselben ist mit der Zeit zu einer so stattlichen Höhe angewachsen, dass sie sich darin getrost mit Katharina II. von Russland messen kann, die bekanntlich in dieser Hinsicht ganz ausserordentlich exzellierte.“ Spannendes Hintergrundwissen, wie es am Spanischen Hofe zuging.

Reprint der Auflage von 1904.

978-3-98979-192-3 Softcover
978-3-98979-193-0 Hardcover

Burghard Assmus

Ein kaiserlicher Don Juan

Interessante Enthüllungen aus dem Liebesleben Napoleons III.

Reprint der Ausgabe von 1902

978-3-98979-124-4 Softcover
978-3-98979-125-1 Hardcover

Burghard Assmus

König „Lustigs“ galante Abenteuer

Interessante Enthüllungen aus dem Hofleben in Kassel des Königreiches Westphalen

Reprint der Ausgabe von 1902

978-3-98979-126-8 Softcover
978-3-98979-127-5 Hardcover

Burghard Assmus

Die Perle im Diwan

Ein Sittenroman aus der Berliner Gesellschaft

Reprint der Ausgabe von 1938

978-3-98979-130-5 Softcover
978-3-98979-131-2 Hardcover

Burghard Assmus

Jugendsünden

Ein Sittenroman aus der Berliner Gesellschaft

Reprint der Ausgabe von 1905

978-3-98979-132-9 Softcover
978-3-98979-133-6 Hardcover

Burghard Assmus

Berliner Dirnen

Interessante Enthüllungen aus dem Jenseits der Moral Nach d. Aufzeichngn des verstorbenen Polizei-Direktors Stieber

Reprint der Ausgabe von 1910

978-3-98979-134-3 Softcover
978-3-98979-135-0 Hardcover

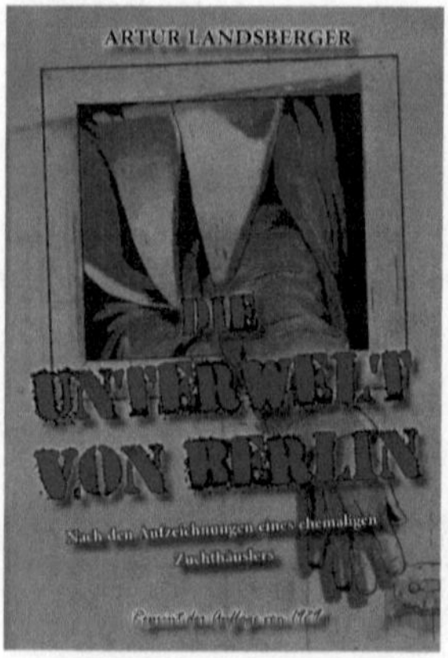

Die Unterwelt von Berlin

Artur Hermann Landsberger, geboren 1876 in Berlin und gestorben 1933, war ein herausragender deutscher Romanschriftsteller seiner Zeit, der für seine scharfsinnige Gesellschaftskritik bekannt war. Er erlangte große Popularität, wurde jedoch auch wegen seiner scharfen Kritik verfolgt. Einige Stimmen bezeichneten ihn sogar als "Presseberater" für die berüchtigten Ringvereine jener Zeit, die als Verbrechersyndikate bekannt waren.

978-3-98979-154-1 Softcover
978-3-98979-155-8 Hardcover

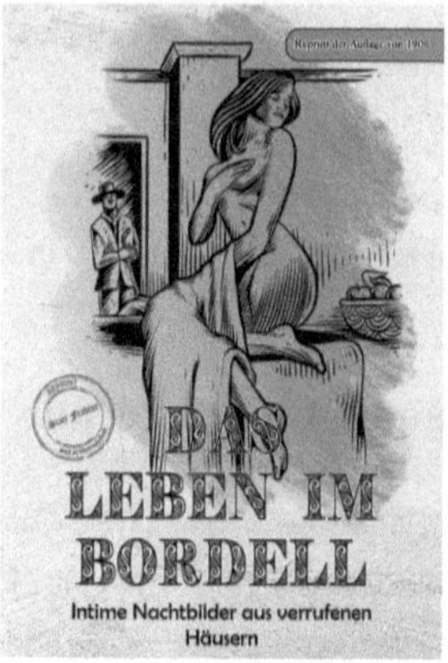

Nimrod (wahrscheinlich ein Pseudonym von B. Assmus)

Das Leben im Bordell.

Intime Nachtbilder aus verrufenen Häusern,

Reprint der Ausgabe von ca. 1905

Das Umfeld und das Leben in einem Bordell um 1900 werden in diesem Sachbuch anschaulich in Form eines Milieu-Romans präsentiert. Der damalige Autor zeigt umfassendes Sach- und Hintergrundwissen. Aufgrund der Gesetze von damals wurde dieser Roman nur an ein ausgewähltes Publikum verteilt und war kaum im normalen Buchhandel erhältlich. Die aktuelle Ausgabe wurde um 10 Zeichnungen sowie zusätzlichen Coverbild erweitert. Jetzt in Neusatz, Normalschrift, statt Fraktur.

978-3-98979-136-7 Softcover
978-3-98979-137-4 Hardcover

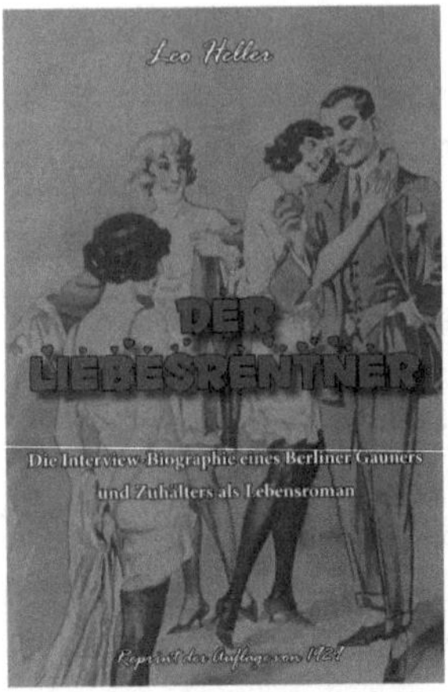

Der Liebesrentner

Die Interview-Biografie eines Berliner Gauners und Zuhälters als Lebensroman von Leo Heller (1876–1941), einem österreichischen Kriminalautor, der als Journalist beim Berliner 8 Uhr-Abendblatt tätig war, bildet das Herzstück dieses Werkes. Heller widmete sich intensiv den sozialen Schichten der Großstädte, den kriminellen Ereignissen und dem Berliner Dirnentum. Sein Debütbuch erschien im Jahr 1902 und erfreute sich in entsprechenden Kreisen großer Beliebtheit.

In dieser Erzählung führt Heller ein fesselndes Interview mit einem Gauner und Zuhälter, der die Leser mitnimmt in die turbulenten goldenen Zwanzigerjahre und das aufregende Treiben im Berliner Milieu und auf den Straßen. Der Leser erfährt hautnah, wie die Dirnen und Zuhälter damals lebten, wie der Gauner Einbrüche und Betrügereien verübte und wie das Leben hinter Gittern aussah. Zudem gibt es Einblicke in seinen Weg in das Milieu und die Art und Weise, wie seine Familie ihn behandelte. Hier werden authentische Insider-Eindrücke aus dem damaligen Berliner Milieu, dem Dirnentum und dem Gaunerwesen vermittelt, die den Leser in eine faszinierende Welt eintauchen lassen.

978-3-98979-152-7 Softcover
978-3-98979-153-4 Hardcover

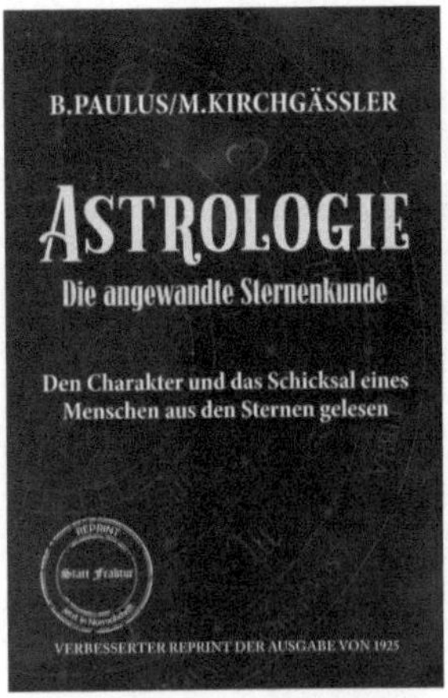

Astrologie Die angewandte Sternenkunde

Den Charakter und das Schicksal eines Menschen aus den Sternen gelesen VERBESSERTER REPRINT DER AUSGABE VON 1925 von Paulus, Babette & Kirchgässler, Michael

978-3-98979-017-9 Softcover
978-3-98979-018-6 Hardcover

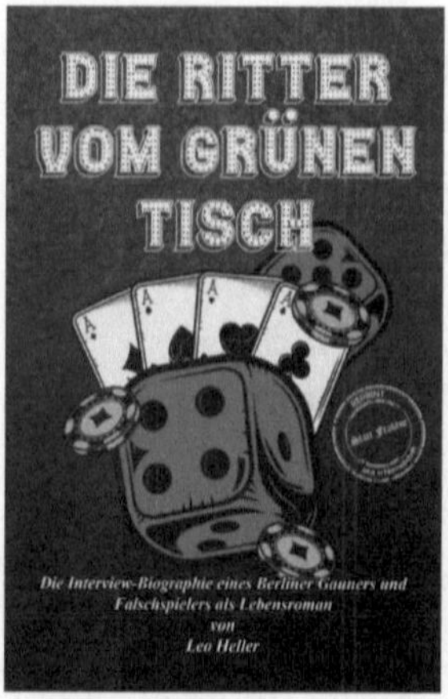

Die Ritter vom grünen Tisch

Die Interview-Biographie eines Berliner Gauners und Falschspielers als Lebensroman von Leo Heller (1876–1941) verfasst, einem österreichischen Kriminalautor und ehemaligen Journalisten beim Berliner 8 Uhr-Abendblatt, steht im Fokus dieses Werkes. Heller war bekannt für seine intensive Beschäftigung mit den sozialen Schichten der Großstädte, den kriminellen Ereignissen und dem Berliner Dirnentum. Sein Erstlingswerk wurde 1902 veröffentlicht und erlangte in einschlägigen Kreisen große Beliebtheit.

In diesem packenden Roman führt Heller ein aufschlussreiches Interview mit einem Falschspieler, das die Leser in die turbulenten goldenen Zwanzigerjahre und die Welt der Berliner Spielklubs entführt. Dabei wird deutlich, wie diese Falschspieler und Klubs die Menschen ausnutzten, während ein Insider brisante Einblicke in die dunklen Machenschaften gewährt und die Tricks hinter und vor den Kulissen enthüllt.

978-3-98979-156-5 Softcover
978-3-98979-157-2 Hardcover

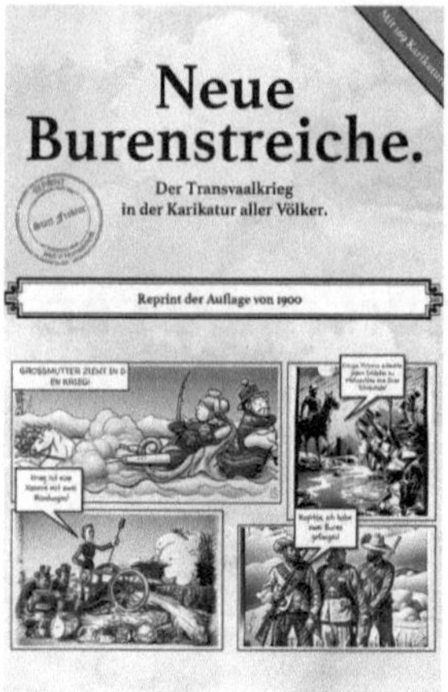

Wulff, Dr. L.

Neue Burenstreiche

Der Transvaalkrieg in der Karikatur aller Völker

Reprint der Auflage von 1900

978-3-98979-059-9 Softcover
978-3-98979-060-5 Hardcover

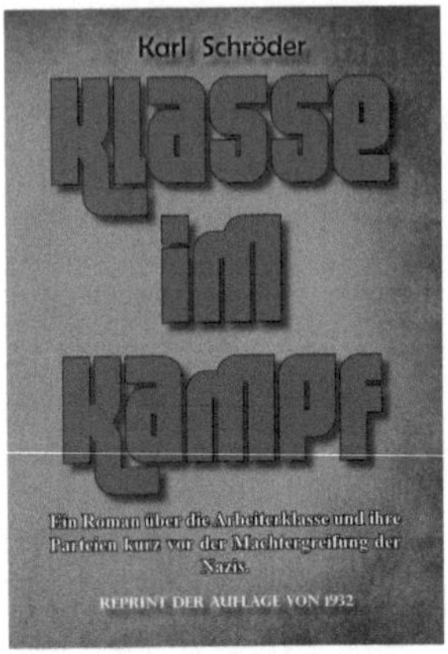

Schröder, Karl

Klasse im Kampf

Ein Roman über die Arbeiterklasse und ihre Parteien kurz vor der Machtergreifung der Nazis.

Reprint der Auflage von 1932

978-3-98979-172-5 Softcover
978-3-98979-173-2 Hardcover

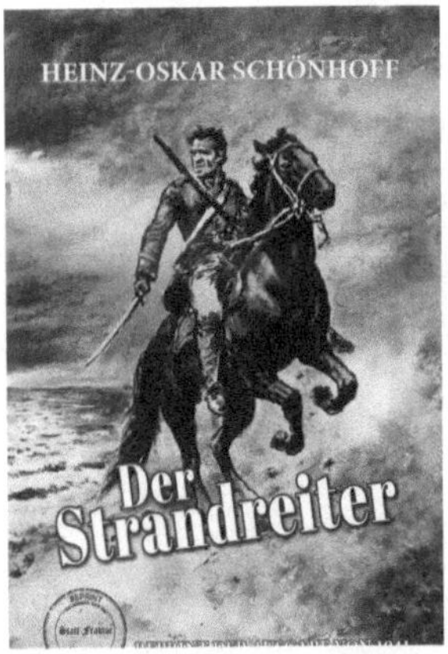

Schönhoff, Heinz-Oskar

Der Strandreiter

Reprint der Auflage von 1941

Ein Roman zur Zeit der Befreiungskriege, ein Preuße in Russland ... sehr zu empfehlen !

978-3-98979-039-1 Softcover
978-3-98979-040-7 Hardcover

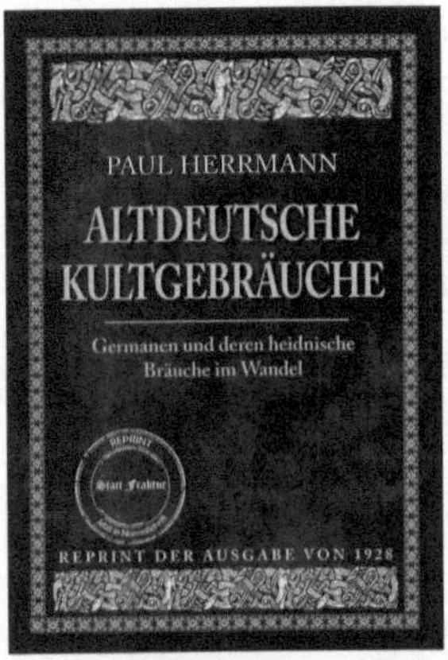

Herrmann, Paul

ALTDEUTSCHE KULTGEBRÄUCHE

Germanen und deren heidnische Bräuche im Wandel

Reprint der Auflage von 1928

978-3-98979-011-7 Softcover
978-3-98979-012-4 Hardcover

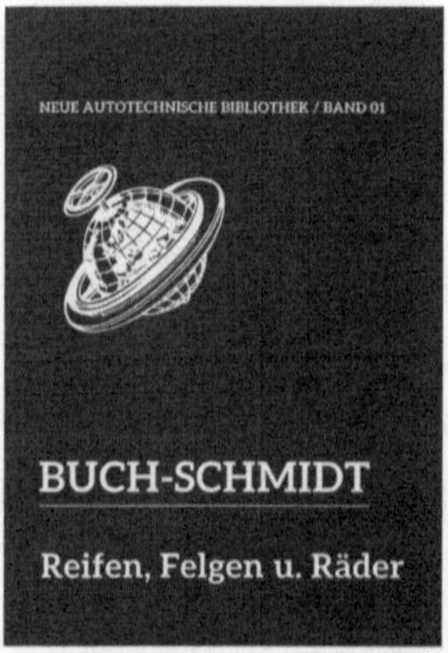

Buch, Max / Schmidt, Richard

Reifen, Felgen und Räder

Reprint der 3. völlig neubearbeiteten Auflage von 1929

Mit 88 Textabbildungen und 18 Tafeln

978-3-98979-000-1 Softcover
978-3-98979-095-7 Hardcover

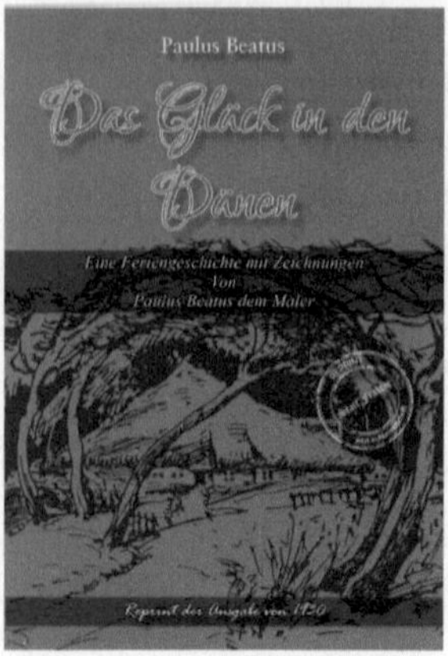

Paulus Beatus der Maler

Das Glück in den Dünen

Der Dichter Georg Irrgang schrieb über dieses Buch: „Das Durchlesen der Novelle von Paulus Beatus hat mir viel Freude bereitet, jene Freude, die Empfindungen beim Anblick der Wunder der Natur und bei erhabenen Kunstschöpfungen auslösen.

Reprint der Auflage von 1930

978-3-98979-174-9 Softcover
978-3-98979-175-6 Hardcover

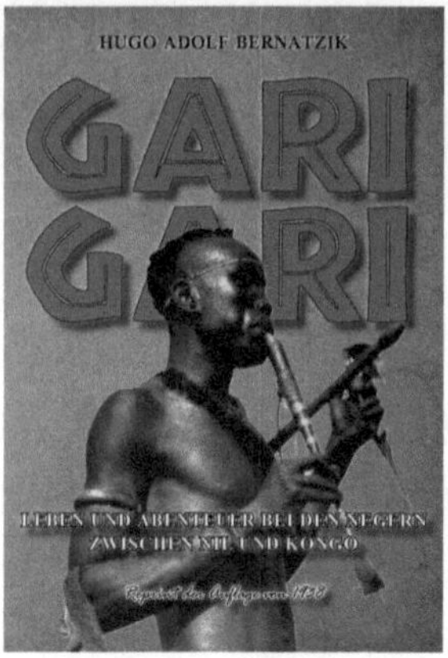

Bernatzik, Hugo: Adolf

GARI-GARI

LEBEN UND ABENTEUER BEI DEN NEGERN ZWISCHEN NIL UND KONGO

Reprint der Auflage von 1938

978-3-98979-051-3 Softcover
978-3-98979-052-0 Hardcover

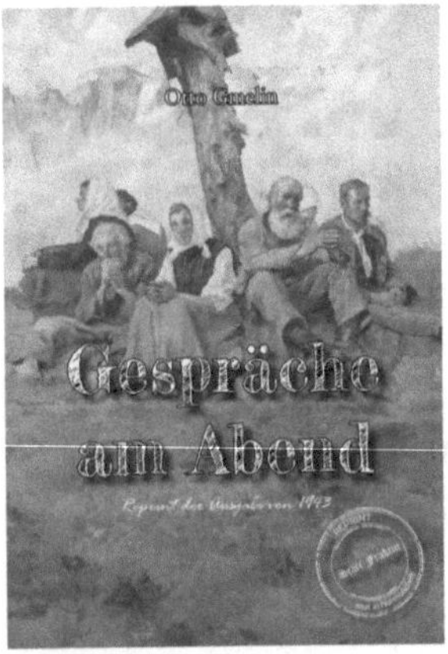

Otto Gmelin

Gespräche am Abend

Aus den Tagebuch des Andreas Thorstetten

Die Erstveröffentlichung seiner Erzählung „Gespräche am Abend“ war 1941, kurz nach Gmelin’s Tod. Es ist ein Bekenntnis zu den ewigen Gründen des menschlichen Lebens.

Reprint der Auflage von 1943

978-3-98979-184-8 Softcover
978-3-98979-185-5 Hardcover

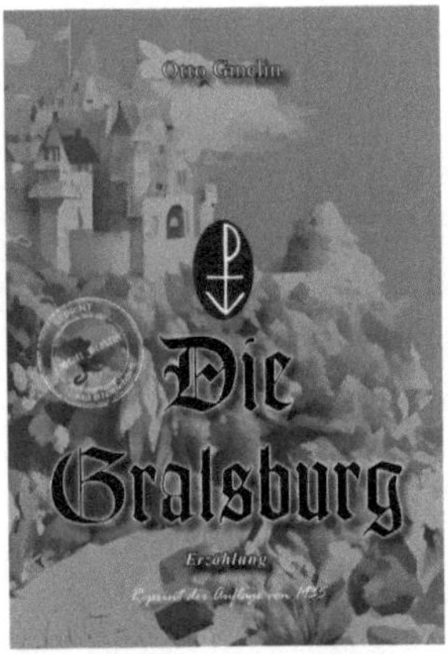

Otto Gmelin

Die Gralsburg

Ein Soldat wird schwer verletzt, landet in einer mystischen Welt, die ihn auf seine Zukunft vorbereitet.

Reprint der Auflage von 1935

-3-98979-180-0 Softcover
978-3-98979-181-7 Hardcover

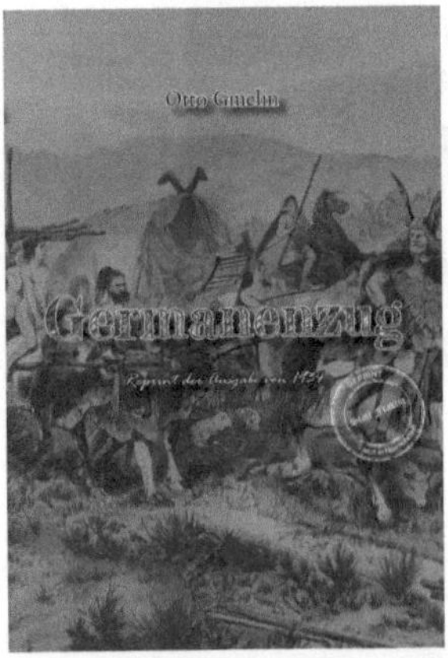

Otto Gmelin

Germanenzug

Der Einbruch der Goten in Byzanz

Reprint der Auflage von 1934

978-3-98979-182-4 Softcover
978-3-98979-183-1 Hardcover

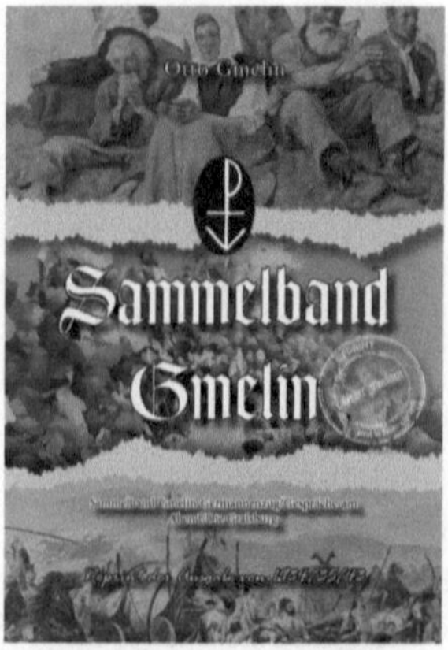

Otto Gmelin

Sammelband 1

Enthält Germanenzug + Gespräche am Abend + Die Gralsburg in einen Band

978-3-98979-186-2 Softcover
978-3-98979-187-9 Hardcover

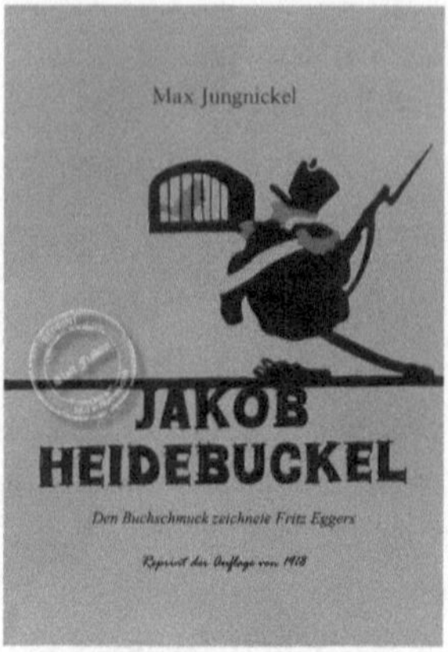

Max Jungnickel

Jakob Heidebuckel

Eine typische Jungnickel`sche Erzählung: Der 14-jährige Jakob Heidebuckel … auf Wanderschaft … erinnert an Eichendorffs „Taugenichts", aber in Jungnickels Stil

Reprint der Auflage von 1918

978-3-98979-188-6 Softcover
978-3-98979-189-3 Hardcover

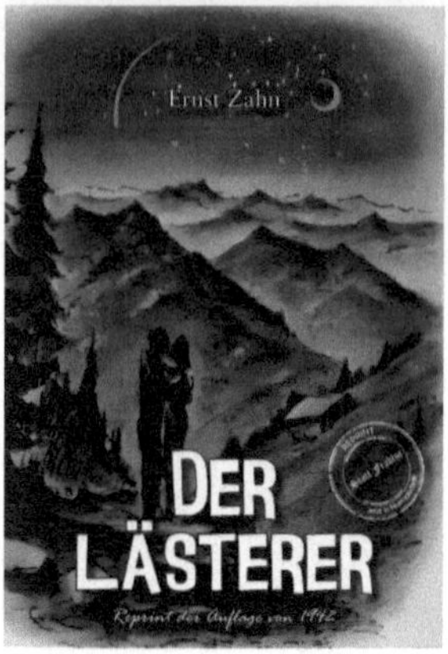

Ernst Zahn

Der Lästerer

Mit seinen herben, ausgeprägten Charakteren der Schweizer Bergwelt erfreut uns hier der „Volkserzähler".

Erstmals erschienen 1908

Reprint der Auflage von 1942

978-3-98979-176-3 Softcover
978-3-98979-177-0 Hardcover

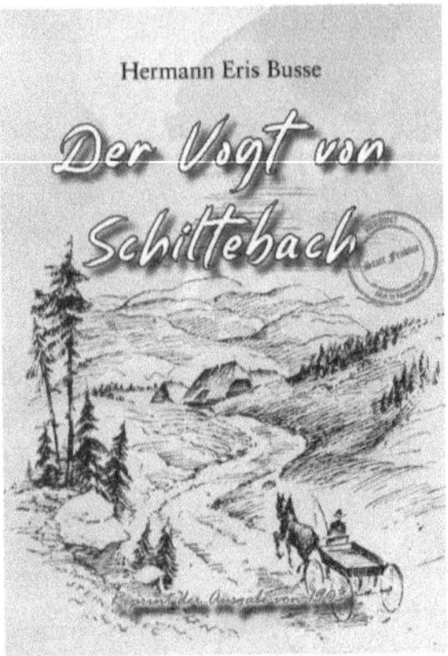

Hermann Eris Busse

Der Vogt von Schiltebach

Hermann Eris Busse der unbestrittenen Repräsentant des oberrheinischen Bauernromanes. … der „Vogt von Schiltebach" (fünf gekürzte Kapitel aus dem ersten Teil der Schwarzwaldroman-Trilogie) entstiegen.

Reprint der Auflage von 1942

978-3-98979-178-7 Softcovcer
978-3-98979-179-4 Hardcover

• •

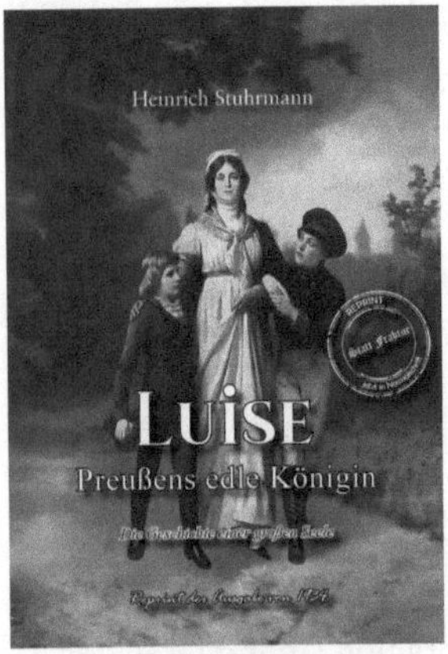

Heinrich Stuhrmann

Luise, Preussens edle Königin

Dieser Titel soll als wissenschaftliches und dokumentarisches Forschungswerk dienen und ist im Sprachstil seiner Epoche verfaßt. Dies ist die Lebensgeschichte der edlen preußischen Königin, einer großen Seele. In welcher der Opferspruch des deutschen Dichters der Gegenwart in verzehrender heiliger Lohe brannte: „Du sollst leben, Land; wir vergehn!" Statt Fraktur jetzt in Normalschrift!

Reprint der Auflage von 1933

978-3-98979-190-9 Softcover
978-3-98979-191-6 Hardcover

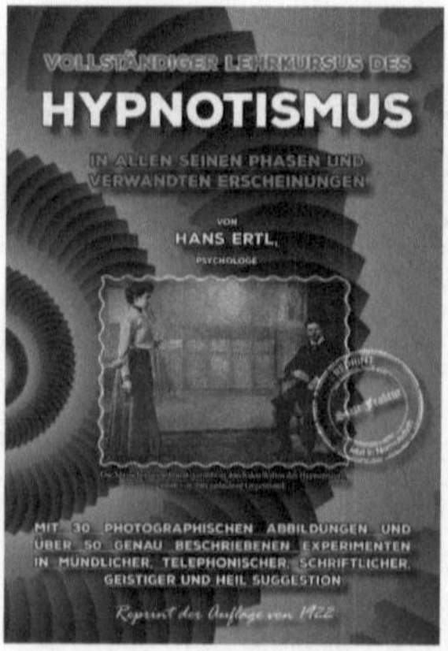

Vollständiger Lehrkursus des Hypnotismus in allen seinen Phasen und verwandten Erscheinungen von Hans Ertl (Psychologe)

Mit 30 photographischen Abbildungen und über 50 genau beschriebenen Experimenten in mündlicher, telephonischer, schriftlicher, geistiger und Heil-Suggestion - Eine einfache und praktische Methode zur schnellen und unbedingten Erlernung des Hypnotismus und der suggestiven Einwirkungen (Suggestion) or. Wb.

Reprint der Auflage von 1922

978-3-98979-027-8 Softcover
978-3-98979-028-5 Hardcover

Hauptkursus Reprint der Auflage 1914
erscheinen für Oktober 2024 geplant

978-3-98979-196-1 Softcover
978-3-98979-197-8 Hardcover

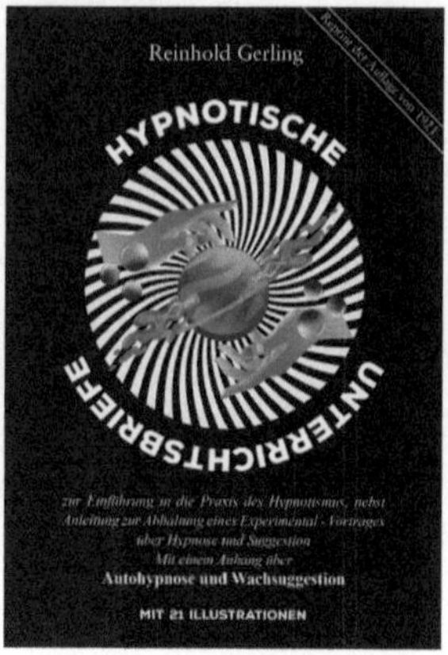

Hypnotische Unterrichtsbriefe
zur Einführung in die Praxis des Hypnotismus,
nebst Anleitung zur Abhaltung eines
Experimental - Vortrages
:: über Hypnose und Suggestion ::

Mit einem Anhang über Autohypnose
und Wachsuggestion
Von Reinhold Gerling
Mit 21 Illustrationen

Reprint der Auflage von 1921

978-3-98979-025-4 Softcover
978-3-98979-026-1 Hardcover

Zaire Tuma

Geheimnisse der Wahrsagekunst

Lehrbuch der verschiedenen Methoden des Kartenschlagens, Sibyllen-Weisheit, Prophezeiungen aus Hand, Mund, Auge , Nase etc. nebst Glückstabellen, Sterndeutekunst, Glücks- und Unglückstage. Jetzt in Normalschrift statt Fraktur.

Reprint der Auflage von 1914

978-3-98979-021-6 Softcover
978-3-98979-022-3 Hardcover

• •

Großes vollständiges Punktierbuch

nebst Wahrsagekunst Frage und Antwortspiel, Zeichensprache etc. etc.

Reprint der Ausgabe von ca. 1902

978-3-98979-023-0 Softcover
978-3-98979-024-7 Hardcover

• •

Artur Gotthelff

Lehrbuch der Wahrsagekunst aus den Planeten (Astrologie)

Ein leichtverständliche, kurzgefasste Anleitung zur Ausübung der Astrologie, womit jedermann Gelegenheit geboten ist, sich sein Horoskop (seine Zukunft) sofort selbst zu stellen. Wie alle Werke bei uns in Neusatz, statt Fraktur in Normalschrift.

Reprint der Auflage von 1914

978-3-98979-029-2 Softcover
978-3-98979-030-8 Hardcover

• •

Pferderennen , Totalisator und Wetten

Reprint der Ausgabe von ca. 1914

978-3-98979-033-9 Softcover
978-3-98979-034-6 Hardcover

Felix Gewinner

Wie gewinne ich in der Lotterie und im Lottospiel

Ein Lehrbuch der geheimen Gesetze im Spielglück

Reprint der Ausgabe von 1922

978-3-98979-238-8 Softcover
978-3-98979-239-5 Hardcover

Nostradamus

Neues vollständiges und größtes Ägyptisches Traumbuch oder Wahrhafte Auslegung aller Träume

Deutung der Träume nach den himmlischen Zeichen, das Lotteriespiel oder das Geheimnis des italienischen Würfelspiels, das Kartenschlagen mit deutschen und franz. Karten

Mit vielen Abbildungen

Reprint der Ausgabe von ca. 1892

978-3-98979-057-5 Softcover
978-3-98979-058-2 Hardcover

Reinhold Gerling

Der Spiritismus und seine Phänomene

Aus dem Inhalt: Die Entwicklung des modernen Spiritismus, Entlarvte Medien, Wissenschaftliche Grundlagen des Spiritismus und Die „Wahrheiten" des Spiritismus

Mit 11 Illustrationen.

Reprint der Ausgabe von 1919

978-3-98979-198-5 Softcover
978-3-98979-199-2 Hardcover

Die Bücher der Wunder und Geheimen Wissenschaften

Reinhold Weise

Jedermann sofort Hypnotiseur!

Bd. 1

Reprint der Ausgabe von ca. 1908

978-3-98979-240-1 Softcover
978-3-98979-241-8 Hardcover

Reinhold Weise

Der gewandte Spiritist

Aus dem Inhalt: Spiritist. Zirkel, Tischrücken, Medium, Trance, Geisterseher Gespenstererscheinungen, Experimental-Spiritismus

Bd. 2

Reprint der Ausgabe von ca. 1908

978-3-98979-055-1 Softcover
978-3-98979-056-8 Hardcover

Reprint der Okkultistischen Bibliothek (ca. 1904)

Offenbarung der

Wunder und Geheimnisse

aller Zeiten

Auf Grund alter Überlieferungen und der neuesten Forschungen
Bearbeitet von

J. Körman-Alzech

Band I. Der Hypnotismus als Schlüssel des Okkultismus und Magismus. Die Suggestion. Posthypnose. Interessante Sitzungen. Halluzinationen. Mesmerismus. Hypnogene Hilfsmittel.

978-3-98979-228-9 Bd.1 Softcover
978-3-98979-229-6 Bd.1 Hardcover

Band II. Die schwarze und weiße Magie. Die Kabbala. Die ägyptischen Mysterien. Das Hexenwesen. Berühmte Magier. Faust's Leben, Höllenfahrt und Höllenzwang. Indische Wunder. Die Fakire

978-3-98979-031-5 Bd. 2 Softcover
978-3-98979-032-2 Bd. 2 Hardcover

Band III. Das Hellsehen. Die Seherin von Prevorst. Wahr- und Warnträume. Wahrsagen. Orakel. Gottesurteile. Wasser- und Feuerproben. Nekromantie. Astrologie. Künstliche Erzeugung bestimmter Träume.

978-3-98979-230-2 Bd.3 Softcover
978-3-98979-231-9 Bd.3 Hardcover

Band IV. Telepathie. Fernsehen, Fernwirken. Gedankenübertragung. Gedankenlesen. Cumberland. Die Svengalis. Doppelgänger.

Gespenster lebender Personen. Das zweite Gesicht.

978-3-98979-232-6 Bd.4 Softcover
978-3-98979-233-3 Bd.4 Hardcover

Band V. Die Wunder des Spiritismus. Tischrücken. Klopflaute. Geisterschrift. Errichtung spiritistischer Zirkel. Sprechen in fremden Zungen. Verkehr mit den Abgeschiedenen. Geistererscheinungen. Die weiße Dame.

978-3-98979-234-0 Bd.5 Softcover
978-3-98979-235-7 Bd.5 Hardcover

Band VI. Magnetismus. Wie wird man Magnetiseur? Magnetische Wunder. Das Od., Sensitive Menschen. Sympathetische Heilkunde. Die große Mosesbibel. Cagliostro. Erlangung höchster Macht, Glückseligkeit, Weisheit; Vollbringung von Wundertaten.

"978-3-98979-236-4 Bd.6 Softcover
"978-3-98979-237-1 Bd.6 Hardcover

Reinhold Gerling

Der praktische Hypnotiseur

Anleitung zum Hypnotisieren sowie zur Erteilung von Suggestionen zu Heil- und Erziehungszwecken

Reprint der Auflage von 1929

978-3-98979-194-7 Softcover
978-3-98979-195-4 Hardcover

. . . .

Reinhold Gerling

Handbuch der Hypnotischen Suggestion

Anleitung zur Erteilung von Heil- und Erziehungs-Suggestionen
aus der Praxis für die Praxis
Mit Behandlungsberichten erfahrener Ärzte und Hypnotisten, sowie einem einleitenden Beitrag von Dr. med. K. Grams

Reprint der Auflage von ca 1925

978-3-98979-242-5 Softcover
978-3-98979-243-2 Hardcover

www.hypnotismus.com

Ihr Shop für Bücher zum Thema
Spiritismus und Hypnotismus
sowie für Hypnogene Hilfsmittel

FSC
www.fsc.org
MIX
Papier | Fördert gute Waldnutzung
FSC® C083411

Kolibri 360 GmbH
Ferdinand-Jühlke-Straße 7
99095 Erfurt, Deutschland
produktsicherheit@kolibri360.de